正木健雄先生の

子どものからだと心を科学する

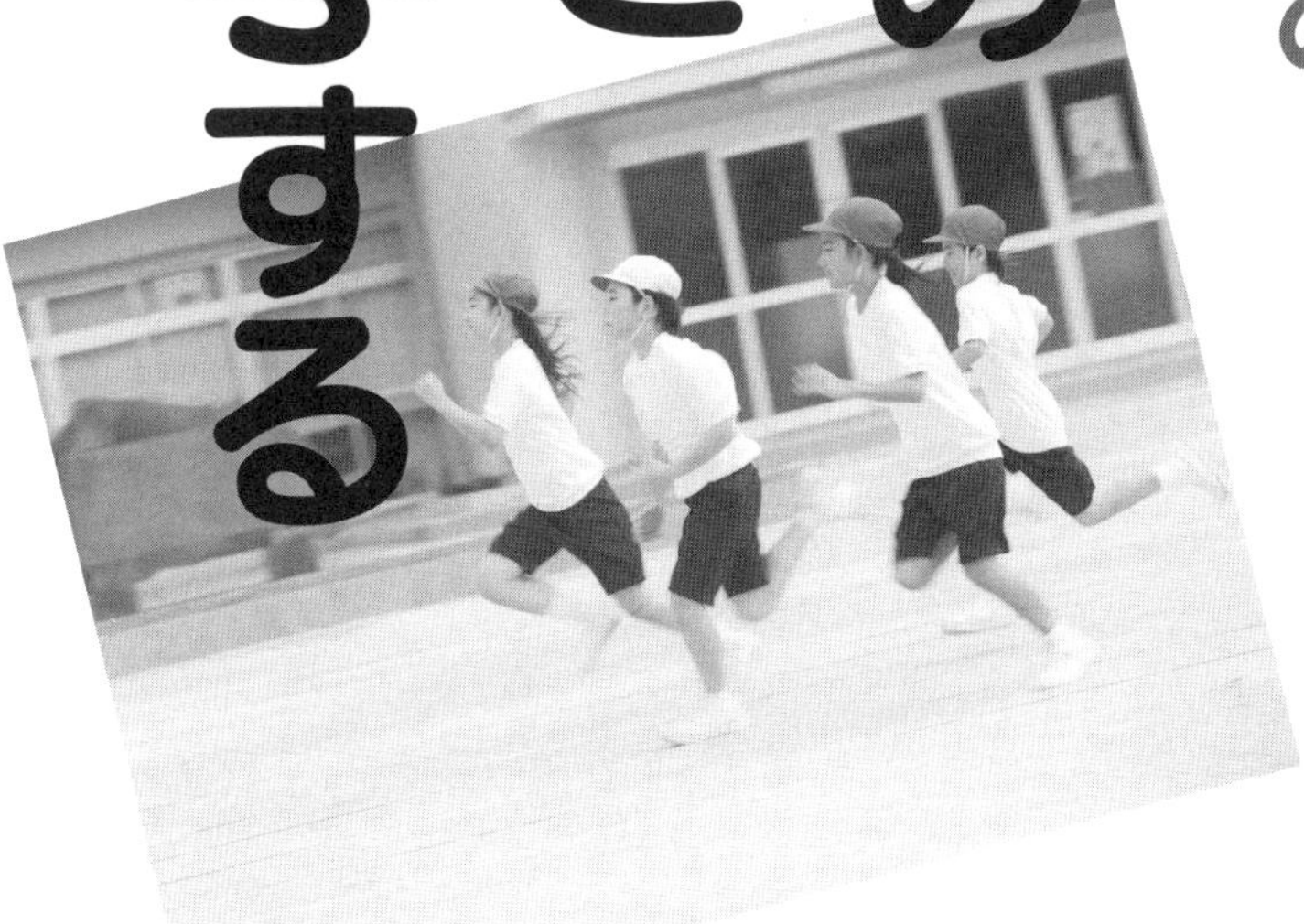

日本体育大学名誉教授
日本子どもを守る会会長
正木健雄【著】

合同出版

もくじ

装幀：佐藤健＋六月舎　イラスト・図表作成：Shima.

読者のみなさまへ

日本の子どものからだは、戦争という〝おなかがすく時代〟が終わって、栄養状態が良くなるにしたがって、どんどんと大きくなっていきました。それにあわせて「体力」も上昇していきました。ところが、「もはや戦後ではない」といわれ、高度経済成長がはじまった頃から、「子どものからだ」にさまざまな〝マイナス〟方向への変化が現れてきました。

私が所属していた「教育科学研究会」の全国研究集会が１９６０年に開かれたとき、身体と教育分科会では「遠足で、最後まで歩けない子がいた。これは、〝体力〟がなくなってきたのだろうか？〝根性〟の問題だろうか？」という報告と心配が東北の小学校の先生から出てきました。これが、現代の子どものからだが〝マイナス〟方向へ変化をはじめたことをとらえた第1報でした。

当時の文部省（現文部科学省）でも、〝青年の体力低下〟が心配され、体力研究の専門家会議を開いて検討していたようです。東京オリンピックが開かれた１９６４年から、文部省は「スポーツテスト」を小学校5年生以上の子どもたちに全国的に実施し、その調査結果を『体力・運動能力調査報告書』として刊行してきました。この事業は現在まで続いています。こんなに早く、そしてていねいに子どもの体力問題に対応した日本のデータは、世界にも類がなく、人類学的にみても貴重な材料だといえるでしょう。そればかりか、全国的な男女の出生数などの統計は、なんと1899（明治32）年から発表されているのです。総理府統計局の図書館には、これらの諸統計がたくさんあります。

それにもかかわらず、これらの子どものからだに関するさまざまな統計が充分に分析・考察されず、正しくない情報が政府やマスコミから発表されてしまっています。

1979年3月、子どものからだのさまざまな変化が心配して「子どものからだと心・連絡会議」が発足しました。毎年秋には「子どものからだと心・全国研究会議」を開催しています。

そこでは、日本の子どものからだにはいま、どんな問題があるのか、それらにはどのような解決方法があるのか、それらの問題はいま、解決の方向に進んでいるのか、いないのか——、ということをより具体的に、正確に突き止めるために、また、的確な解決方法を見つけるために、最新の子どものからだの問題について、参加者全員で議論しています。

このような研究方法は「団体研究法」といわれています。もともと地学の分野で、ナウマンゾウの発掘などで使われた研究方法です。その方法を使って「子どものからだ」、そして心の変化をいち早く正確にとらえ、適切な対応をして、子どものからだの問題を早く解決できるようにしよう！と、続けてきました。

また、毎年の研究会議に間に合うよう、『子どものからだと心白書』がブックハウスＨＤから刊行されています。この白書では、これまで積み重ねてきた統計と、最新の研究や分析によるデータを掲載しています。この本では、２０１１年版の『子どものからだと心白書』に掲載されているデータをたくさん使い、子どものからだと心の問題を解き明かそうと試みています。

このような「子どものからだ」についてのめずらしい研究運動の成果を『しんぶん赤旗』のスポーツ欄で毎週水曜日に連載したいと、スポーツ部の代田幸弘さんからご提案いただき、２００９年1月から12月まで35週にわたって書かせていただきました。その連載が合同出版の三浦早良さんのお目にとまり、連載の内容について、いろいろなご質問をいただき、ずいぶんと加筆、再編集し、「子どものからだ」に関心のある多くの方々にご理解いただけるようにまとめなおしました。内容は、「生存・保護」「発育・発達」そして「全面発達」という順序でまとめてられていますが、どこから読んでいただいても結構です。また、今後も発行される最新版の『子どものからだと心白書』で、その後の問題の変化をとらえていただけるとありがたいです。

日本の「子どものからだ」の問題が、賢明な読者のみなさまのお力で、一日も早く解決に向かうことを願っています。

２０１２年2月16日　82歳の誕生日を迎えて

正木　健雄

第1部

子どもの「生存・保護」を科学しよう

1 男子の死産数が女子の10倍も多いのはなぜ?

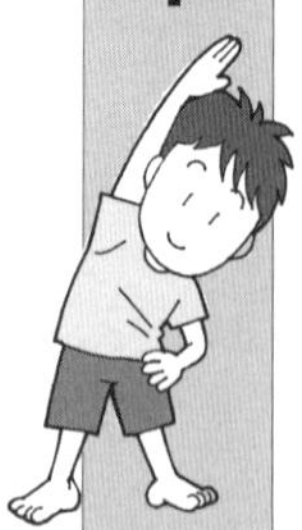

「生存」をみる

子どものからだを科学的に研究する際の柱となるのが、「生存」「保護」「発達」の三つです。

1989年の国連総会で「子どもの権利条約」が採択されました。これは、各国の憲法と法律との間に位置する力をもった国際条約です。翌90年には、「子どものための世界サミット」が開かれ、各国首脳は子どもの権利の現状を確実に向上させるために、四つのことを約束しあいました。

①1990年における子どもの権利の現状を、生存、保護、発達の課題について明らかにする
②2000年までに子どもたちそれぞれの権利の水準をどこまで向上させるのか目標を決める
③その目標に到達させる仮説を立て、行動計画を作る
④この計画実行のために必要な予算を、優先的に配分する

じつに明解で、科学的な約束だと評価できます。これに沿って各国政府は子どものための政策に取り組み、5年ごとに報告書にして、「国連・子どもの権利委員会」に提出することが義務づけら

れました。本書に掲載されている図や表の多くは『子どものからだと心白書２０１１』（子どものからだと心・連絡会議［編］、ブックハウスＨＤ［発売］）で取り上げられているものです。

この「白書」は、政府報告書の〝もう一つのレポート〟として、この取り組みをＮＧＯとして実行し、「国連・子どもの権利委員会」に届ける市民・ＮＧＯ報告書の添付資料として提出しているものです。

男子は死産率が高い

１８９９（明治32）年以降、日本では『人口動態統計』が蓄積され続けています。総理府統計局の図書館にあるその１００余年分もある統計のなかから、とても興味深いデータを発見しました。なかでも不思議な現象が多く、私が注目しているのは、死産性比の異変です。

死産性比というのは、死産であった女子を基準（１００）に、男子の死産人数を割合で表したものです。死産性比が１１０ということは、死んで生まれてくる男子が女子１００人より10人（10％）多い１１０人であることを表しています。

ヒトは生物学的に男子の死産率の高い生物です。男性は、生まれる前から弱く、胎内での変化に敏感な存在なのでしょう。

政府は死産数の年次推移を『人口動態統計』として公表して、死産の推移には一応注目していますが、死産の男女比の推移までには踏み込んでいません。しかし、ここに最近大きな異変が発生しているのです。１８９９～１９４１年までの期間と、第二次世界大戦後の47年以降の各年度ごとに死産性比を算出してみました。左ページの図1を見てください。

１８９９年の統計開始以来、１１０台を推移していた死産性比は、明治時代の終わり頃から次第に増えはじめ、昭和時代（26～89年）に入ると太平洋戦争が終わる頃までは１２０台、そして戦後の50年代には１３０台に近づいています。ここまでは、やや増加の傾向でした。

ところが、60年代の中頃から死産性比は増加をはじめ、70年代の中頃から急速に増加は進み、あれよあれよという間に、95年には２００台に突入、いまや２３０に近づいています。つまり、死んで生まれてくる男子が女子の2倍以上になってきているのです。

妊娠の段階ごとに死産性比を割り出す

死産性比の変化がはじまる時点をさらに探っていこうと、１８９９年から１１０年分ほど（欠落は戦争末期と戦後の一時期だけ）のデータをさかのぼって死産性比の統計の〝鉱山〟を掘り返してみました。すると、１９５０年以降の統計に、妊娠の段階などが細かく内訳されたデータがあることを発見しました（13ページ図2参照）。そのデータを使って、妊娠6カ月から妊娠期間をさかのぼって、より詳細にこの推移を分析していきましょう。

●妊娠期間4カ月（12～15週）の推移

まず、妊娠期間４カ月の年次推移を見てください。死産性比は65年からすでに増加をはじめ、

図１　女子 100 人に対する男子の死産数（1899 ～ 2009 年）

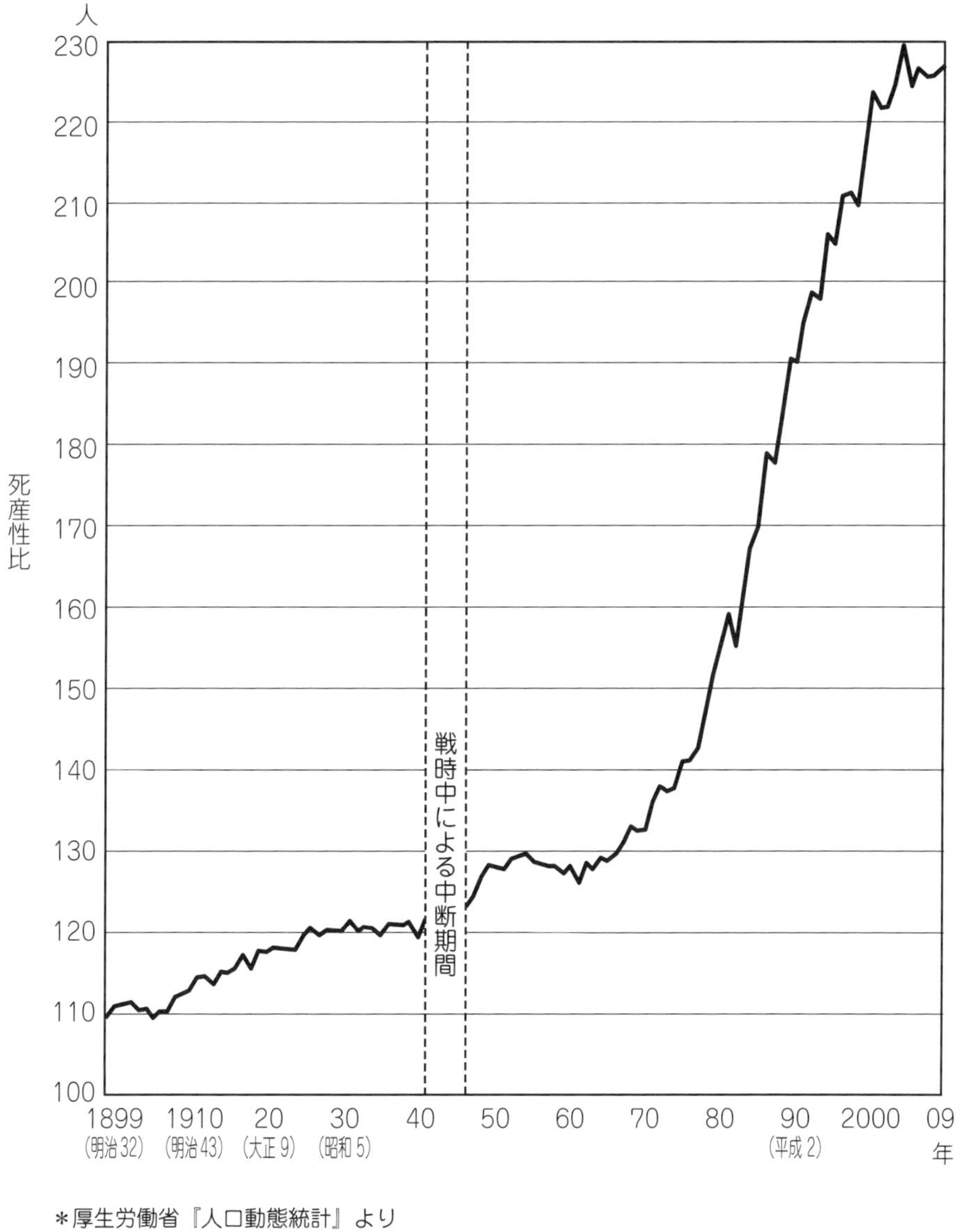

＊厚生労働省『人口動態統計』より

２００9年には何と１２００人を超えているのです。まさに、うなぎ上りの増加傾向です。健康な胎児であれば、この頃には骨格や内臓がほぼ完成をします。

●妊娠期間5カ月（16〜19週）の推移

妊娠期間５カ月では、骨格や筋肉がしっかりしてくる頃で、いわゆる安定期に入ります。しかし、この期間を見ても、50年からしばらくは死産性比が１５０人前後で推移していましたが、68年から次第に増加しはじめ、最近では２７０人にまで増加してきています。

●妊娠期間6カ月（20〜23週）の推移

妊娠期間６カ月になると、死産の女子１００人に対して、死産の男子は１２０人前後で、あまり変化はありません。１２０台で推移しています。

60年代に各地で起こった公害は地域限定型だったといわれました。しかし、その頃から、全国的にも何かはかり知れない環境の変化が起きていて、それが全国の妊娠期間4カ月の胎児の男子を直撃していた、ということを示しているのではないでしょうか。

電磁波の影響か？

１９６０年代以降、「妊娠期間4カ月」（12〜15週）の段階で男の子が、女の子に比べてたくさん死んでしまうという統計結果には、疑問がふくらむばかりですが、その原因についてはまったくわ

図２　妊娠期間別死産性比の年次推移

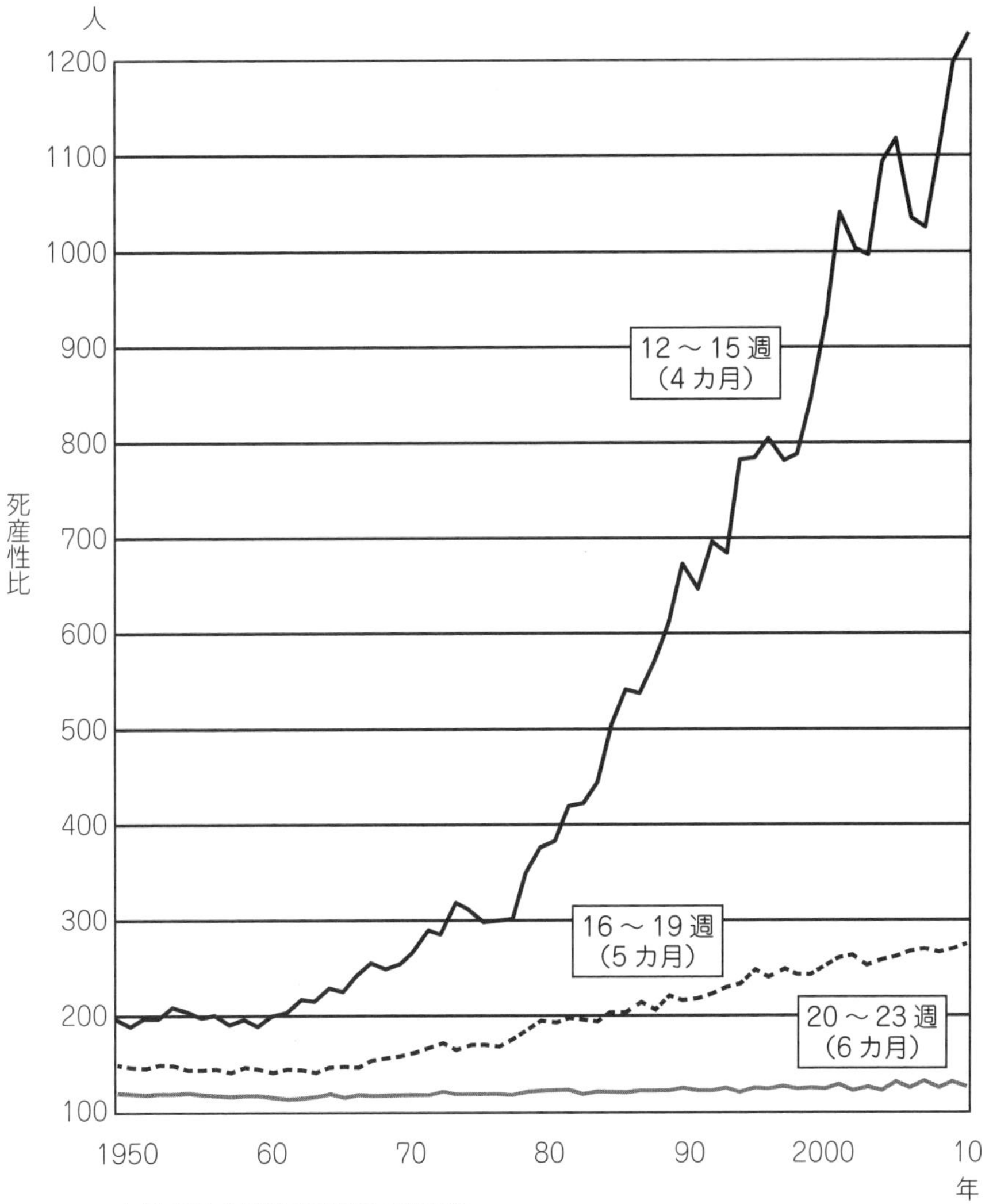

＊女子100人に対する男子の死産数
＊厚生労働省『人口動態統計』より

かっていません。研究をする学者がいないのが現状です。

現在、私が会長をしている「日本子どもを守る会」は、あらゆる機会にこの結果を紹介しようと、「国連・子どもの権利委員会」にも市民・NGOからの基礎報告として提出したり、各種の健康教育の国際会議などでも紹介して、原因の解明に世界の英知の協力を求めていますが、死産性比のデータは日本にしかなく、あまりにもとっぴな事実なので、なかなか議論になりません。

以前、電磁波問題の専門研究者である荻野晃也さんが、ドイツでの死産性比について現地の研究者に照会してくださいましたが、その結果は130程度ということで、日本の70年代以降のような不自然な値ではありませんでした。

2007年6月にカナダで開かれた「第19回健康教育世界会議」で私たちがこのことを報告したとき、カナダの統計局の専門家は「これは〝ピル〟が原因ではないのか」と話しかけてきました。彼らのいう〝ピル〟は、経口避妊薬ではなく、どうも薬品全般を指しているようでした。

こうした〝化学物質原因説〟に対し、一般的には電磁波の影響ではないか、と予想されています。死産性比が異常な変化を示すようになる60年前後が、庶民の身の回りにも電化製品が入ってきたり、新幹線が開通したりという時期であることが、電磁波に対する疑念を増長させます。しかし、原因が不確定な状況なので、「物理・化学的な何か悪い環境」と表現しておきましょう。

死産性比の問題は、いまのところ日本で独自に起こっていると予想しています。そうだとすると、その原因を突き止める必要性と責任が、日本に対して重く課せられていると考えます。

「現代型の公害」の原因を究明しよう

電磁波の健康への影響は、世界保健機関（ＷＨＯ）の専属機関などが、「ヒトに対して発がん性があるかもしれない」と発表しています。まだ不確実さは多いですが、私は電磁波問題を「現代型の公害」と呼ぶべき事態だと思っています。神経眼科の先生方は、電磁波の影響を視力低下の原因の一つとして挙げています（82ページ〜参照）。現代社会を生きていくには、便利さを活用しつつ、それが与える被害を最小限にとどめる生活の知恵を身につける必要があります。

高度経済成長期の公害問題は、地域がごく限定され、またその被害が人体に明らかに出たこともあり、研究者と住民のがんばりでその原因が突き止められていきました。ところが「現代型の公害」問題は広域化し、しかも被害の程度がまだ実証されておらず、住民全体の問題として取り上げにくくなっています。

しかし大きな環境被害が出てからでは遅いのです。いまでは、しらずしらずのうちに「電磁波公害」の被害を受けているかもしれないこの環境問題を見つける鋭敏な手掛かりが必要なのです。死産性比のデータはその一つとなりうると考えています。

みんな「子どものからだの研究者」になって！

どんな問題でも結論を急ぐ人たちがいて、彼らはすぐに「原因は？」と答えを求めます。しかし死産性比の問題はじめ、子どものからだの問題については、まだまだわからないことや、お手上げ状態のことがたくさんあります。異常な現象を見つけても、その原因にはなかなかたどりつけないことが多いものです。

子どものからだの変化を追いかける研究をしていて、私がいつも思い出す言葉があります。それは、湯川秀樹さんが『現代学問論』のなかで書かれています。

「何が問題なのかをはっきりととらえることができれば、問題の半分は解決したようなものだ」

その「問題」はただちに解けなくても、「問題」のありそうなところをはい回って、「問題」を見つけ出し、その問題を早く周りに知らせる――私はそれを実行しています。

「問題」が見つかれば、あとはそれを子どもに関わるひとりひとりが、それぞれの立場から「子どものからだの研究者」になって、一緒に原因を探求していけばよいのですから。

子どもは社会的に保護されるべき存在です。たくさんの方がそれぞれの観点から、さまざまなテーマを提起して問題を洗い出していってほしいと思います。もちろん、国が本気になって原因究明に乗り出せば、もっと早く原因にたどり着けるでしょう。政府は自分の足もとにあるこうした貴重なデータに着目し、原因を分析することに力を入れるべきです。原因がわかれば対策は考えつくはずです。

２ 世界一低い「乳児死亡率」 停滞する「幼児死亡率」

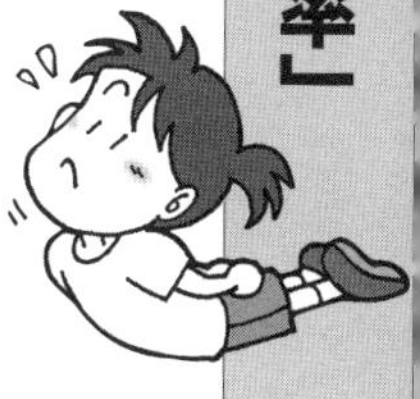

断トツに低い日本の「乳児死亡率」

「子どもの権利条約」が採択されてから８年後、１９９８年に日本政府が提出した初回政府報告書を審査した「国連・子どもの権利委員会」は、日本の乳児死亡率が世界でもっとも低いことに注目し、高く評価しました。

日本全体の乳児死亡率は83年には世界最低になり、その後も世界最低水準の記録を保持しています。たとえば、厚生労働省の２０１１年発表のデータによると、09年の乳児死亡率は、出生10万人に対して、日本は男子２６２・５人、女子２１４人です（『国民衛生の動向』より）。この結果は、男子では、スウェーデンで２５１人（05年）に次いで2位、３位のフランスは３９８人（05年）なので、大差をつけています。女子は日本が1位で、２位はスウェーデンの２３７・３人、３位はフランスで３１４・８人（05年）です。

一方で、アフガニスタンでは１０００人あたり１３４人、コンゴ民主共和国では１２６人（いずれも11年、WHO）など、1歳の誕生日を迎えられないまま亡くなる乳児が数多くいます。

図3を見てください。1899年から110年間にわたる新生児（生後28日未満の赤ちゃん）と乳児（1歳未満の赤ちゃん）の死亡率の年次推移を紹介したものです。タテ軸をメモリが等間隔でない、対数尺にしています。こうすると、変化が直線的になるところがみえてきます。対数尺をつかったグラフはについては、のちほどくわしく解説します。

この図からわかるように、1920（大正9）年までは新生児・乳児死亡率は100前後の横ばいでした。ところが、30（昭和5）年から低下がはじまり、戦後の50（昭和25）年からは直線的にさらに下降しています。医療・出産体制が、めざましく改善・発展していった様子が対数尺グラフの傾斜からうかがえます。

低下する直線に変化が出てきたのは、90（平成2）年頃です。新生児・乳児死亡率ともに直線の傾きがゆるやかになり、改善に少し陰りが見えていることがわかります。

ところで、日本が乳児死亡率で世界のトップになる20年以上前の62年、岩手県沢内村（現在の西和賀町）が、自治体として全国初の「乳児死亡率ゼロ」を達成しました。この北国の寒村が歴史的な記録を打ち立てた背景には、当時の深沢晟雄《ふかさわまさお》村長の主導で行なわれた福祉改革がありました。

当時、この寒村に開業医はおらず、冬になると豪雪のため村外に出ることすら困難で、乳児死亡率は6％を超えていました。57年に村長に就任した深沢さんは、大学病院からの医師の派遣や、乳児と高齢者の医療費無料化などを実現し、就任からたった6年で「乳児死亡率ゼロ」を果たしたの

図３　乳児死亡率の年次推移

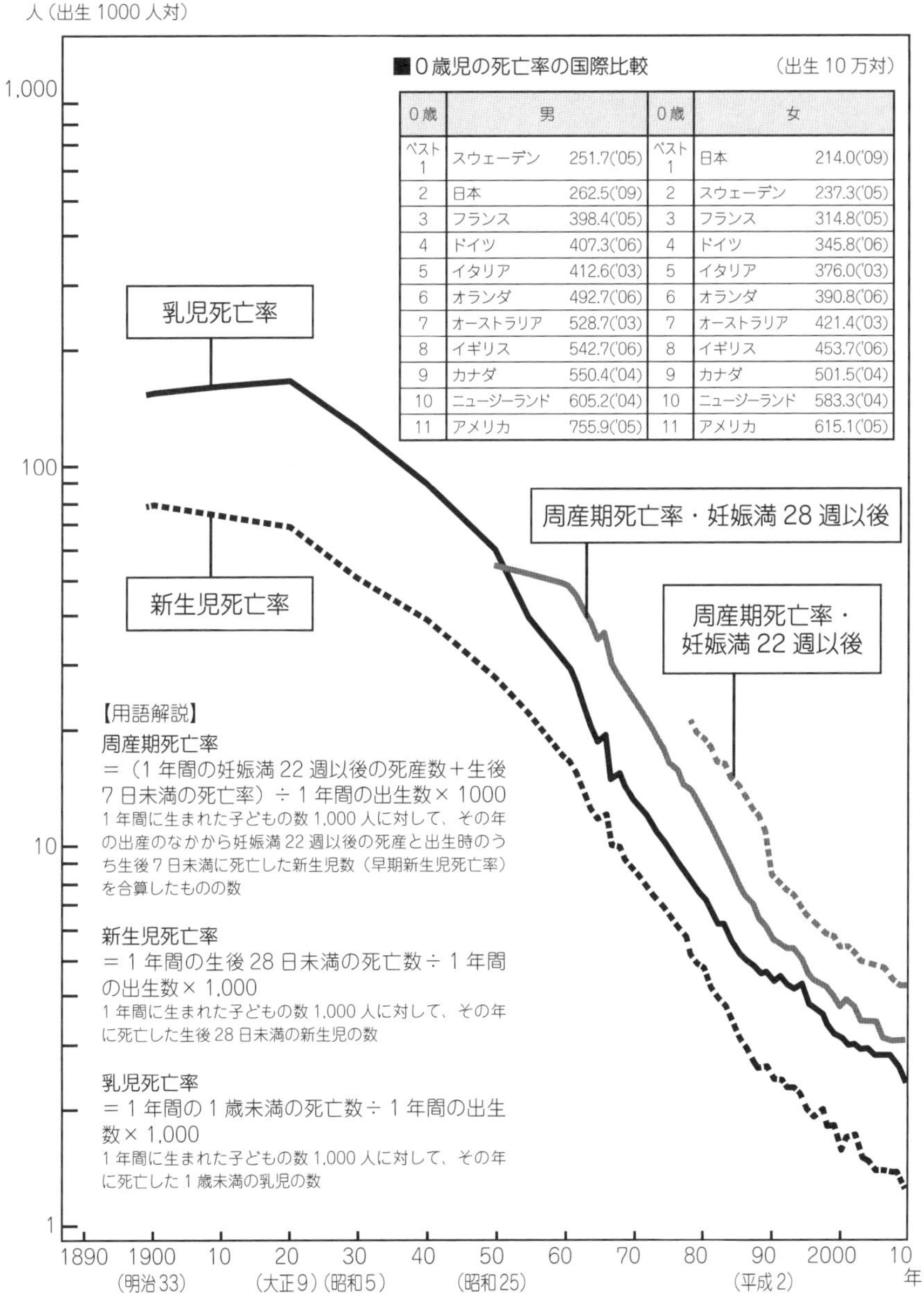

■０歳児の死亡率の国際比較　（出生 10 万対）

０歳	男		０歳	女	
ベスト1	スウェーデン	251.7('05)	ベスト1	日本	214.0('09)
2	日本	262.5('09)	2	スウェーデン	237.3('05)
3	フランス	398.4('05)	3	フランス	314.8('05)
4	ドイツ	407.3('06)	4	ドイツ	345.8('06)
5	イタリア	412.6('03)	5	イタリア	376.0('03)
6	オランダ	492.7('06)	6	オランダ	390.8('06)
7	オーストラリア	528.7('03)	7	オーストラリア	421.4('03)
8	イギリス	542.7('06)	8	イギリス	453.7('06)
9	カナダ	550.4('04)	9	カナダ	501.5('04)
10	ニュージーランド	605.2('04)	10	ニュージーランド	583.3('04)
11	アメリカ	755.9('05)	11	アメリカ	615.1('05)

【用語解説】

周産期死亡率
＝（1 年間の妊娠満 22 週以後の死産数＋生後 7 日未満の死亡率）÷ 1 年間の出生数× 1000
1 年間に生まれた子どもの数 1,000 人に対して、その年の出産のなかから妊娠満 22 週以後の死産と出生時のうち生後 7 日未満に死亡した新生児数（早期新生児死亡率）を合算したものの数

新生児死亡率
＝ 1 年間の生後 28 日未満の死亡数÷ 1 年間の出生数× 1,000
1 年間に生まれた子どもの数 1,000 人に対して、その年に死亡した生後 28 日未満の新生児の数

乳児死亡率
＝ 1 年間の 1 歳未満の死亡数÷ 1 年間の出生数× 1,000
1 年間に生まれた子どもの数 1,000 人に対して、その年に死亡した 1 歳未満の乳児の数

＊厚生労働省『人口動態統計』、『国民衛生の動向』より

です。沢内村は、その後、81～08年まで27年間にわたって記録を保持し続けました。09年に記録は途切れましたが、10年にはまたゼロ記録を達成しています。

産科医療の充実

世界的には、乳児の死亡の主な原因は、栄養が足らないことなどによる未熟児、出産時の窒息、細菌感染、肺炎や下痢《げり》などお産環境の悪さだといわれています。一方、日本では先天奇形・変形、および染色体異常や周産期に特異的な呼吸障害などが多いという結果があります。

では、医療技術の進歩や新薬の開発は進んでいるはずなのに、日本の乳児死亡率の改善に陰りが出ているのは、なぜでしょう。その原因を探り、乳児医療をいっそう改善させることが求められます。

私は、まだこの原因にたどりつくところまでに至りません。しかし、気になっていることはいくつかあります。たとえば、２００８年の都道府県別乳児死亡率を見てみると（表1）、都道府県格差が2・5倍にも及んでいます。近年、産科や小児科でたいへん深刻な医師不足が起きているという報道も耳にします。

ほかにも、お母さんたちのからだの発育・発達が変化しているという可能性も否めません。今後多くの方がこの方面の研究をされていくことを期待しています。

表1　2008年の都道府県別乳児死亡率

全国平均	……	2.6
1	山梨県	1.4
	愛媛県	1.4
	▲仙台市	1.4
3	長崎県	1.7
4	長野県	1.9
	島根県	1.9
	▲静岡市	1.9
6	沖縄県	2.0
7	青森県	2.1
	宮城県	2.1
	▲福岡市	2.1
9	福岡県	2.2
	▲千葉市	2.2
10	山形県	2.3
	山口県	2.3
	群馬県	2.3
	鳥取県	2.3
	和歌山県	2.3
	▲札幌市	2.3
	▲横浜市	2.3
	▲神戸市	2.3
15	静岡県	2.4
	兵庫県	2.4
	熊本県	2.4
	北海道	2.4
	▲川崎市	2.4
	▲広島市	2.4
19	石川県	2.5
	千葉県	2.5
	京都府	2.5
	東京都	2.5
	福井県	2.5
	茨城県	2.5
	徳島県	2.5
	大分県	2.5
	鹿児島県	2.5
	▲東京都区部	2.5
28	香川県	2.6
	滋賀県	2.6
	三重県	2.6
	新潟県	2.6
	▲さいたま市	2.6
	▲北九州市	2.6
32	神奈川県	2.7
	埼玉県	2.7
	広島県	2.7
	福島県	2.7
	奈良県	2.7
	秋田県	2.7
38	大阪府	2.8
	佐賀県	2.8
	▲浜松市	2.8
40	富山県	2.9
	愛知県	2.9
	▲京都市	2.9
42	岡山県	3.2
	宮崎県	3.2
	▲新潟市	3.2
	▲大阪市	3.2
	▲堺市	3.2
44	岐阜県	3.3
	▲名古屋市	3.3
45	岩手県	3.5
	栃木県	3.5
47	高知県	3.6

＊▲印……大都市
＊平成20年『人口動態総覧』(厚生労働省)より

幼児の死亡率は90年から停滞

さて、日本の乳児死亡率が世界でもっとも低いグループに入ることはこれまで紹介してきましたが、じつは、他方でとても心配な事態が起きています。5歳未満児の死亡率では世界のトップからけっこう水をあけられているのです。

たとえば2009年の5歳未満児死亡率は、この年齢の人口10万人に対して男子22・7人、女子19・8人です。しかし世界を見ると、男子の1位はイタリアで19・0人（03年）、女子はドイツで16・1人（06年）です。2位以下は男子でドイツ、フランス、カナダ、そして日本が5位です。女子ではイタリア、フランス、オランダ、スウェーデン、カナダ、そして日本は7位なのです。

次ページの図4を見てください。1960年からの5歳未満児死亡率などの年次推移を示しています。5歳未満の子どもでは、80年代の終わりまで死亡率は直線的に低下していますが、90年に少し増え、そこから死亡率の低下がゆるやかになってしまっています。

さきほど紹介した「子どものための世界サミット」での各国首脳の約束の二つ目に「2000年までに1990年の権利水準をどこまで向上させるのか目標をきめる」とありましたが、大激論の結果、「子どもの生存」については「90年値を00年までに3分の2にする」と具体的な目標数値が出されました。

日本の場合、90年値は123・4でしたから、00年には82・3にするのが目標でした。ところが

図4　5歳未満の子どもの死亡率

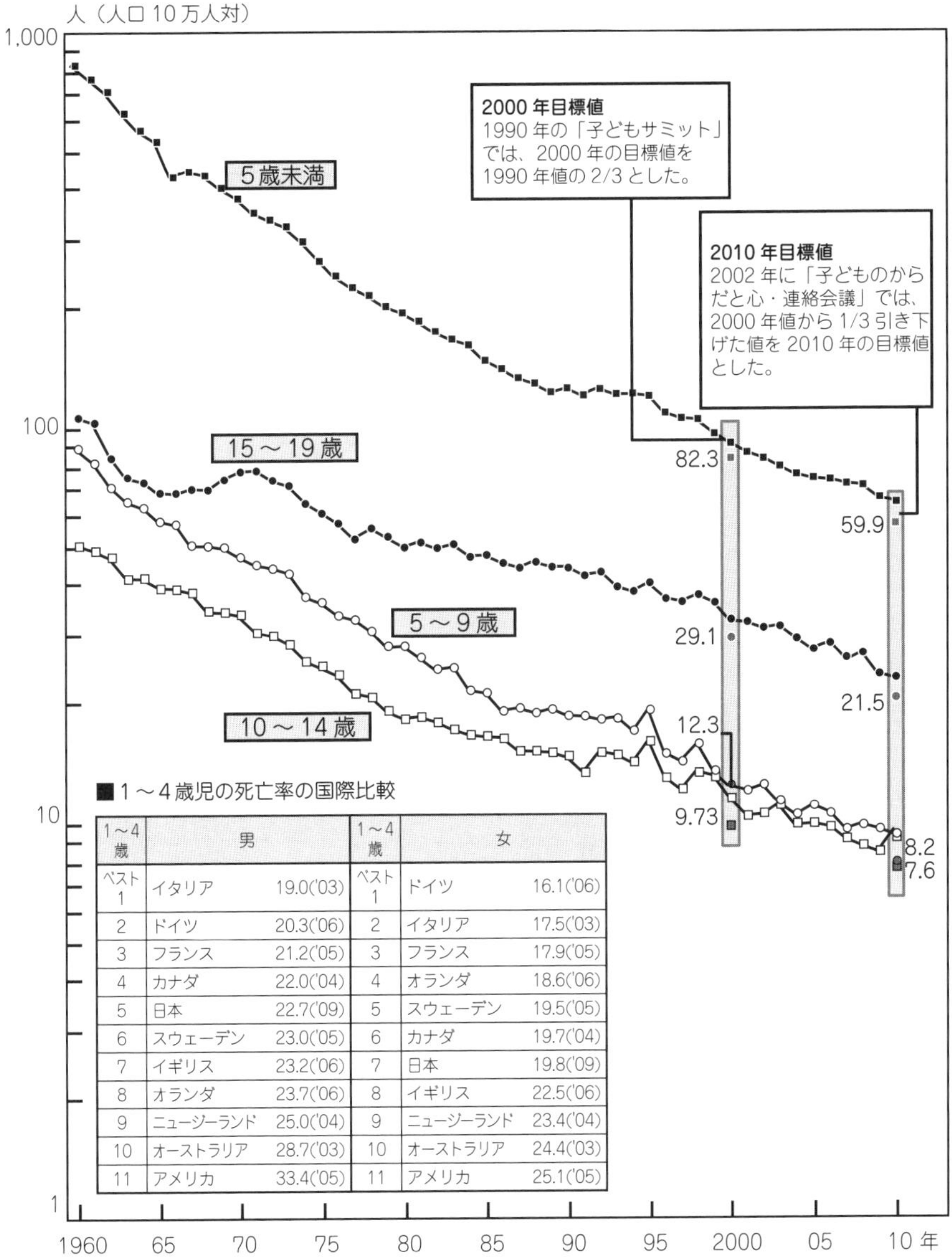

■1～4歳児の死亡率の国際比較

1～4歳	男		1～4歳	女	
ベスト1	イタリア	19.0('03)	ベスト1	ドイツ	16.1('06)
2	ドイツ	20.3('06)	2	イタリア	17.5('03)
3	フランス	21.2('05)	3	フランス	17.9('05)
4	カナダ	22.0('04)	4	オランダ	18.6('06)
5	日本	22.7('09)	5	スウェーデン	19.5('05)
6	スウェーデン	23.0('05)	6	カナダ	19.7('04)
7	イギリス	23.2('06)	7	日本	19.8('09)
8	オランダ	23.7('06)	8	イギリス	22.5('06)
9	ニュージーランド	25.0('04)	9	ニュージーランド	23.4('04)
10	オーストラリア	28.7('03)	10	オーストラリア	24.4('03)
11	アメリカ	33.4('05)	11	アメリカ	25.1('05)

＊厚生労働省『人口動態総計』、総務省統計局『人口総計総覧』、『国民衛生の動向』より

残念なことに実際は89・9で、目標に到達したのは2年後のことでした。子どもの「生存」という分野では世界の優等生だった日本でしたが、80年代おわり頃からの陰りはどうしたことでしょうか。子どもの「生存」についてのマニフェストをつくる場合、取り残されている幼児死亡率改善の停滞問題は、国際的にも注目されるでしょう。

『死児をして叫ばしめよ』

『死児をして叫ばしめよ』（丸山博著作集第1巻、農文協、1989年）という本があります。これを書かれたのは、衛生学・衛生統計学の専門研究者として戦前から活躍された丸山博先生（1909～96年）です。

丸山先生は、その著作集のタイトルのように乳児死亡率の問題を取り上げて、ご自身が提唱された「αインデックス」という指標の値の推移から、公衆衛生の課題を明らかにして、社会政策の充実を訴えました。とくに戦時中、過酷な労働条件の中での労働者の生活実態を、その乳児死亡率の高さと関連させて、問題提起したのです。

また戦後、西日本を中心に大問題になった「森永ヒ素ミルク中毒事件」（1955年発覚）の後の調査にも熱心でした。これは、森永乳業製の粉ミルクに製造過程でヒ素が混入し、それが流通したために、飲用した多数の乳幼児が死んでしまったり、中毒症状による重い後遺症が残ってしまった悲しい事件です。

この事件の後、丸山先生は、保健所の保健師や学校の養護教諭たちに、被害を受けた子どもたちへの家庭訪問を頼み、中毒の後遺症を発見しました。そして、会社による患者の補償や救済運動の先頭に立たれました。丸山先生のご遺志は日本社会医学会をはじめとする諸学会や学校の保健室の養護教諭の活動など、多くの方々によって引き継がれています。

ちなみに、丸山先生が使用した乳児死亡の統計の指標のインデックスが、数学者の小倉金之助先生（１８８５〜１９６２年）の教えを受けて作成された「対数グラフ」であったことは、あまり知られてはいません。

私も、この「対数グラフ」をよく使用しますが、おかげで子どもの健康の問題を見つけることができるようになりました。

3 不慮の事故が大きな課題

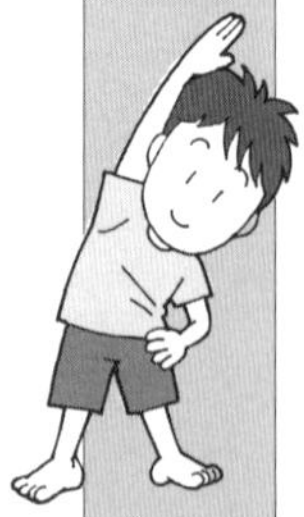

交通事故、窒息、溺死、熱中症……

無事産まれてきた子どもでも、残念ながら1年間に6000人程度が成人を迎えることなく亡くなっています。その死因は、次ページの表2を見てもわかるように、「不慮の事故」が多くを占めています。

28ページの図5は、年齢と「不慮の事故」の種類別に、死亡数と死亡数百分率を算出したデータです。

注目すべきは、数・率ともに増加している0歳児の「不慮の窒息」です。要注意です。

また、1歳以上の各世代で、「交通事故」による死亡がとても多いことにも注意を払う必要があります。2010年は1年間に307人以上もの青少年が交通事故で亡くなりました（警察庁交通局）。これは、とても悲しいことです。この車社会では「子ども優先」の取り組みを徹底していくことが求められます。

表2　子どもの死亡原因と人数および死亡率

1～4歳（出生10万人対）

年	第1位	第2位	第3位	第4位	第5位
1980	不慮の事故 1,686 人 (24.3)	先天異常 703 人 (10.1)	悪性新生物 411 人 (5.9)	肺炎・気管支炎 305 人 (4.4)	心疾患 185 人 (2.7)
1990	不慮の事故 725 人 (13.8)	先天異常 451 人 (8.6)	悪性新生物 174 人 (3.3)	心疾患 157 人 (3.0)	中枢神経系の非炎症性疾患 149 人 (2.8)
2000	不慮の事故 308 人 (6.6)	先天奇形・変形および染色体異常 247 人 (5.3)	悪性新生物 117 人 (2.5)	肺炎 89 人 (1.9)	心疾患 79 人 (1.5)
2005	不慮の事故 236 人 (5.2)	先天奇形・変形および染色体異常 184 人 (4.1)	悪性新生物 100 人 (2.2)	肺炎 70 人 (1.6)	心疾患 57 人 (1.3)
2008	不慮の事故 163 人 (3.8)	先天奇形・変形および染色体異常 160 人 (3.8)	悪性新生物 95 人 (2.2)	肺炎 54 人 (1.3)	心疾患 52 人 (1.2)
2009	先天奇形・変形および染色体異常 160 人 (3.8)	不慮の事故 148 人 (3.5)	悪性新生物 87 人 (2.0)	心疾患 65 人 (1.5)	肺炎 43 人 (1.0)
2010	先天奇形・変形および染色体異常 162 人 (3.8)	不慮の事故 151 人 (3.6)	悪性新生物 86 人 (2.0)	肺炎 71 人 (1.7)	心疾患 57 人 (1.3)

5～9歳（出生10万人対）

年	第1位	第2位	第3位	第4位	第5位
1980	不慮の事故 1,138 人 (11.4)	悪性新生物 473 人 (4.7)	先天異常 181 人 (1.8)	心疾患 127 人 (1.3)	中枢神経系の非炎症性疾患 123 人 (1.2)
1990	不慮の事故 523 人 (7.0)	悪性新生物 225 人 (3.0)	先天異常 103 人 (1.4)	中枢神経系の非炎症性疾患 79 人 (1.1)	心疾患 69 人 (0.9)
2000	不慮の事故 242 人 (4.0)	悪性新生物 137 人 (2.8)	先天奇形・変形および染色体異常 60 人 (1.0)	その他の新生物 38 人 (0.6)	心疾患 31 人 (0.5)
2005	不慮の事故 230 人 (3.9)	悪性新生物 120 人 (2.0)	先天奇形・変形および染色体異常 44 人 (0.7)	心疾患 33 人 (0.6)	その他の新生物 32 人 (0.5)
2008	不慮の事故 128 人 (2.2)	悪性新生物 106 人 (1.8)	その他の新生物 39 人 (0.7)	心疾患 38 人 (0.7)	先天奇形・変形および染色体異常 36 人 (0.6)
2009	不慮の事故 138 人 (2.4)	悪性新生物 111 人 (2.0)	心疾患 39 人 (0.7)	先天奇形・変形および染色体異常 29 人 (0.5)	その他の新生物 28 人 (0.5)
2010	不慮の事故 125 人 (2.2)	悪性新生物 107 人 (1.9)	乳幼児突然死候群 26人 (0.5)	心疾患 26 人 (0.5)	その他の新生物 24 人 (0.4)

10～14歳（出生10万人対）

年	第1位	第2位	第3位	第4位	第5位
1980	悪性新生物 390 人 (4.4)	不慮の事故 370 人 (4.2)	心疾患 130 人 (1.5)	中枢神経系の非炎症性疾患 98 人 (1.1)	先天異常 93 人 (1.0)
1990	不慮の事故 320 人 (3.8)	悪性新生物 280 人 (3.3)	心疾患 113 人 (1.3)	先天異常 77 人 (0.9)	良性等の新生物 49 人 (0.6)
2000	不慮の事故 166 人 (2.6)	悪性新生物 131 人 (2.0)	自殺 74 人 (1.1)	心疾患 57 人 (0.9)	先天奇形・変形および染色体異常 40 人 (0.6)
2005	不慮の事故 150 人 (2.5)	悪性新生物 108 人 (1.8)	自殺・心疾患	44 人 (0.7)	肺炎 26 人 (0.4)
2008	不慮の事故 114 人 (1.9)	悪性新生物 109 人 (1.8)	自殺 58 人 (1.0)	心疾患 23 人 (0.4)	その他の新生物 20 人 (0.3)
2009	悪性新生物 95 人 (1.6)	悪性新生物 92 人 (1.6)	自殺 55 人 (0.9)	その他の新生物 34 人 (0.6)	心疾患 29 人 (0.5)
2010	不慮の事故 120 人 (2.0)	悪性新生物 116 人 (2.0)	自殺 63 人 (1.1)	心疾患 42 人 (0.7)	先天奇形・変形および染色体異常 23 人 (0.4)

15～19歳（出生10万人対）

年	第1位	第2位	第3位	第4位	第5位
1980	不慮の事故 1,884 人 (23.1)	自殺 599 人 (7.3)	悪性新生物 459 人 (5.6)	心疾患 244 人 (3.0)	中枢神経系の非炎症性疾患 103 人 (1.3)
1990	不慮の事故 2,493 人 (25.0)	自殺 419 人 (4.2)	悪性新生物 381 人 (3.8)	心疾患 250 人 (2.5)	先天異常 95 人 (1.0)
2000	不慮の事故 1,052 人 (14.2)	自殺 473 人 (6.4)	悪性新生物 237 人 (3.2)	心疾患 125 人 (1.7)	先天奇形・変形および染色体異常 52 人 (0.7)
2005	不慮の事故 615 人 (9.4)	自殺 511 人 (7.8)	悪性新生物 166 人 (2.5)	心疾患 107 人 (1.6)	先天奇形・変形および染色体異常 38 人 (0.5)
2008	自殺 507 人 (8.3)	不慮の事故 468 人 (7.7)	悪性新生物 169 人 (2.8)	心疾患 80 人 (1.3)	先天奇形・変形および染色体異常 39 人 (0.6)
2009	不慮の事故・自殺	457 人 (7.6)	悪性新生物 143 人 (2.4)	心疾患 71 人 (1.2)	脳血管疾患 38 人 (1.6)
2010	自殺 451 人 (7.4)	不慮の事故 424 人 (7.0)	悪性新生物 150 人 (2.5)	心疾患 62 人 (1.0)	先天奇形・変形および染色体異常 30 人 (0.5)

＊1～4歳・5～9歳・10～14歳：厚生労働省『人口動態統計』より
＊2011年は『人口動態統計』の死亡数と国勢調査の人口より算出

図5　不慮の事故による死亡

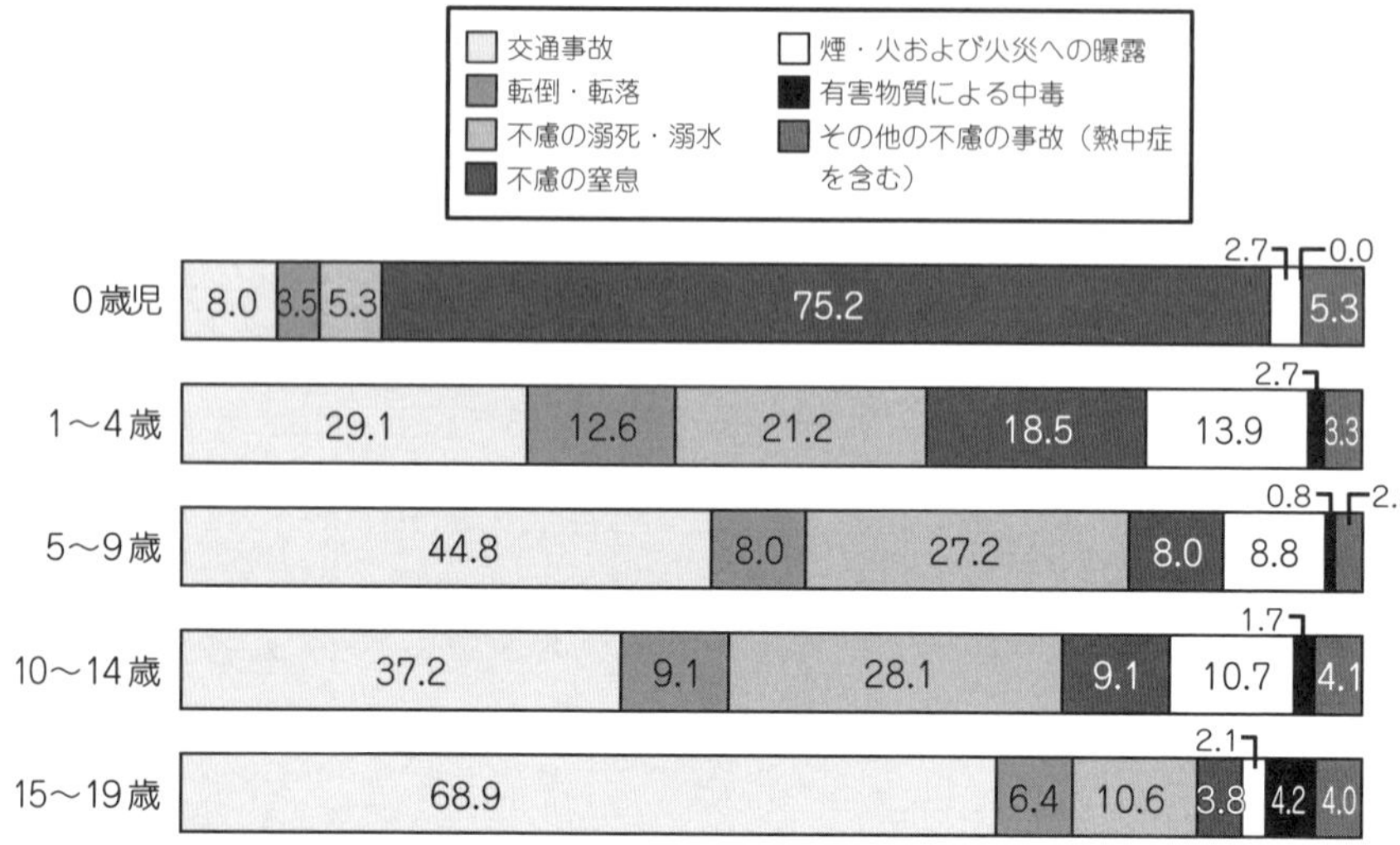

＊厚生労働省『人口動態統計』（2010年）より

「溺死」のなかでも、川や海で溺れるほかに、日本では入浴中の事故が多いのが特徴です。これは、日本特有の現象なので、湯船にじっくりつかる文化のない世界の人びとには、理解できないようです。

5～9歳児では「不慮の溺死・溺水」と「不慮の窒息」、15～19歳では「有害物質による中毒」は、2009～10年にかけて、数・率ともに増えています。「有害物質による中毒」での死亡というのは、食中毒や薬物・シンナー中毒なども含みます。それぞれに有効な対策の検討が必要でしょう。

そして、近年新しい死亡原因として問題にすべき課題に「熱中症」があります。とくに15～19歳の青年で熱中症死亡は多くみられました。なかでも、部活動中などスポーツ現場での発生が多かったため、スポーツ界では、安全基準と予防指針がつくられ、スポーツ大会などでの熱中症による死亡事故は少なくなってきています。乳幼児では、自動車の中に取り残されたまま忘れられて熱中症になる例が少なからずありました。

保育所での熱中症死亡事故

２０００年代に入り、保育所において熱中症によって４歳児が死亡するという、世界でも稀な事故が２件も起きてしまいました。

１件は05年８月10日。その日はとても暑く、各地で熱中症による事故が起きた日でした。４歳のＡくんは、通っていた公立保育所で亡くなりました。Ａくんは、午前11時の時点では友だちとかくれんぼをして遊んでいました。これが保育所がＡくんを確認した最後でした。給食がはじまる11時30分頃、園長先生がＡくんの不在に気づき、捜しはじめました。

そしてお昼寝がはじまる午後０時25分ごろ、Ａくんは本棚の下の引き戸の中でぐったりしているところを発見されたのです。30分ほどの間、Ａくんの所在をつかんでいなかったことが、死亡事故につながってしまいました。

もう１件はそれから２年後、07年７月27日、私立保育所で起きました。その日は午前中に４歳児３クラスで園外保育が実施され、帰りは子ども７人と保育士２人がワゴン車に乗り、午後１時半に保育所に戻りました。そのワゴン車の座席の２列目と３列目の間で、あおむけの状態でぐったりしているFくんが発見されたのは、午後4時50分のことでした。その後、保育所から119番通報したのが5時29分だったそうです。Fくんは病院で亡くなりました。こちらの場合は、3時間以上もFくんがいないことに気づいていなかったのです。

子どもを死なせない「保育システム」の改革を

両者に共通するのは、子どもたちの人数を即座に確認する技能が保育士になかったことです。私が勤務していた日本体育大学では、水泳実習などで、まずこの人数の確認技術を徹底的に訓練しています。海から浜にあがって数秒で、それぞれの班で人数が足りているかどうか確認するために、〝点呼〟をとります。足りないことがわかると、みんなで海に捜しに行く。そういう訓練を徹底的にやっています。

保育士の養成課程では、〝点呼〟の技能の養成が重要であることが認識されず、訓練されていませんでした。保育所ではこれまで熱中症による死亡事故がなかったので、このような事態は予想もしていなかったのだと思います。

「二度あることは、三度ある」ということが起こらないように、悲惨な事故からの教訓を導き出す必要があるでしょう。子どもの所在を確認するためのアイデアを一つご紹介します。

子ども5人以下のグループごとに、異なる色のゼッケンで見分けられるようにしておくのです。そうすると、一目で子どもの人数を確認でき、子どもの不在に気づくことができます。1人で即座に把握できる人数は5人以下といわれているからです。

かつて北九州市で開かれた「教育科学研究会全国大会」で福岡市の保育士さんたちが、「1人の保育士で5人の子どもを保育するという基準にしてほしいと、市当局にお願いに行ったが、『保育所保育指針』の基準を理由に聞いてもらえなかった」と訴えていたことを鮮明に覚えています。

今回のような死亡事故をくり返さないためにも、保育士がすぐに把握できる人数を考慮に入れた指針づくりが求められます。現在、児童福祉法の基準では、保育士1人あたり、0歳児なら3人、1～2歳児なら6人（公立保育所は、5人）、3歳児なら20人、4～5歳児なら30人（公立保育所では28人）を見ています。しかし、児童福祉法上の保育所に該当しない認可外保育所や、認定こども園、保育ママなど、近年保育施設は多様化しています。何人の保育士で何人の子どもを保育するのかなどの、根本的な「保育システム」を決めている『保育所保育指針』の基準を、死亡事故対策の観点から改訂する必要が出てきていると思います。

生存分野における死亡事故は全般的に年々改善されてきています。それだけに、子どもの不慮の事故による死亡が前年より増加してしまっていることは、とても残念なことです。しかし、問題は限定しているのですから、現実から出発し、到達の目標を定め、その目標達成に向けて行動計画をつくり、確実に到達させる取り組みを進めることで、子どもの生存の権利を守り、さらに発展させていくことができるでしょう。

4 「オス化」が示唆するもの

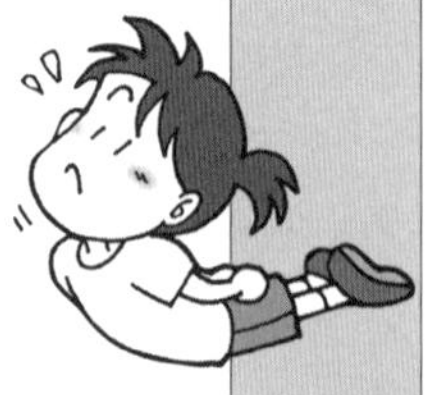

「メス化」する世界？

1997年、イギリスのBBC放送で科学担当プロデューサーをしていたデボラ・キャドバリーが『メス化する自然――環境ホルモン汚染の恐怖』（原題：The Feminization of Nature）という本を出版し、世界中を驚かせました。そこでは、環境ホルモンの影響で女子の出産が多くなってきているという「メス化」現象が指摘されていました。日本でも、翌年に翻訳出版され、大きな話題となりました（デボラ・キャドバリー【著】古草秀子【訳】井口泰泉【監修・解説】、集英社、1998年）。

また、ワシントンDCにある世界資源研究所のデブラ・デービス博士がアメリカの医師会誌『JAMA』（279巻13号、1998年）に、「いくつかの工業国において、男子の出生の比率が減少している――見張り的な健康指標」という内容の論文を発表し、「メス化」問題とその原因への関心が高まりました。

「オス化」する日本人

日本では、100余年分の『人口動態統計』の中に男女の出生数が報告されています。戦前・戦中期の出生性比の推移を求めてみました。出生性比というのは、出生した女子100人に対する男子の割合のことです。図6・7を見てください。

この問題を検証する前に、1906年に男子の出生が極端に多くなっていて、その前後の年が異常に低いことが注目されます。

1906年は、丙午《ひのえうま》でした。日本では、「この年に生まれた女の子は大きくなって主人を食い殺す」という迷信のために、女子は生まれた時点で「間引き」され、男子の出生比率が異常に高かったということがよくわかります。そしてまた、その前の年と後の年では男子の出生比率が異様に低いという現象も見られます。女子の出生届をずらしているのです。

戦後に丙午だった66年には、このような異常な出生比率の傾向は少なくなっているものの、まったくなくなったわけではありません。次の丙午は、2026年です。そのときには、どのような現象が起こるのでしょう。もうこの迷信からは脱却したいものです。

ここから、本題に入りましょう。年次別の出生性比を示した図6・7で、横軸に平行した真ん中の太い線は戦前における出生性比の平均値を示しています。その上下の細い線は平均値に対して±1〜3の標準偏差値を示しています。

図6　戦前・戦中期の出生性比（1899～1943年）

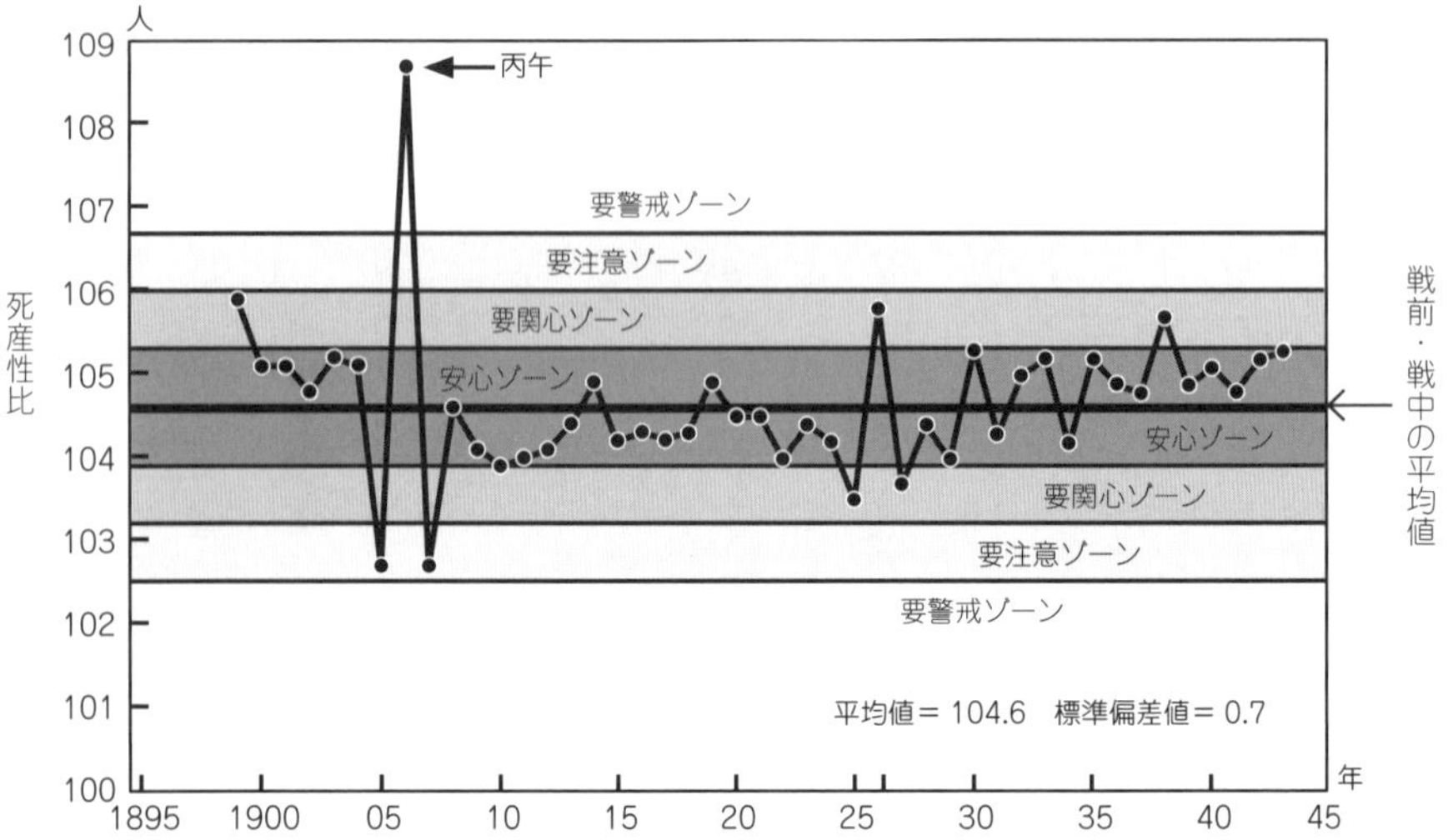

＊出生性比はその年に出生した女子100人に対する男子の出生数
＊厚生労働省『人口動態総計』より

出生性比が平均値の±1の範囲で収まっていれば「安心ゾーン」。±1～±2の範囲は「要関心ゾーン」、これを外れると「要注意ゾーン」です。一番外側の±3を超える場合は「要警戒ゾーン」です。

統計的に異常な06年（丙午）の出生性比の値を除いて、戦前・戦中期の出生性比の平均値は、女子100対男子104程度で、ほぼ一定、標準偏差値は0・7でした。

戦前・戦中期は、男子が女子より少し多く生まれており、その状況があまり変わっていなかったことがわかります。

しかし戦後期になると、デボラ・キャドバリーが指摘した「メス化」現象とはまったく違った様相を呈しています。すなわち、戦前・戦中期に比べ、戦後期は男子がさらに多く生まれるようになっているのです。

図7　戦後の出生性比（1947～2010年）

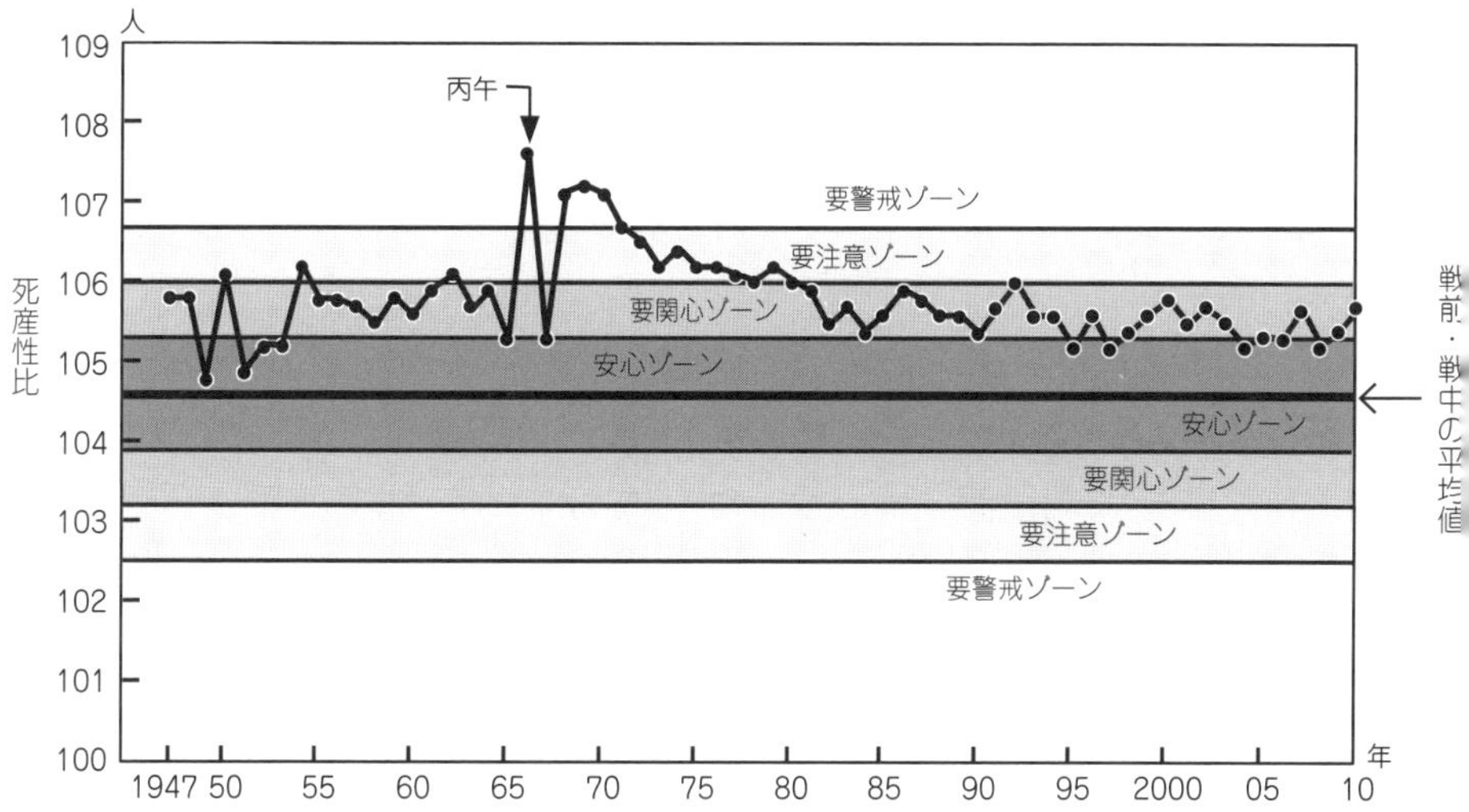

＊出生性比はその年に出生した女子100人に対する男子の出生数
＊厚生労働省『人口動態総計』より

標準偏差値を見ても、戦後期になると、ほぼ「要関心ゾーン」と「要注意ゾーン」で推移しています。

そして、68～70年にかけては一番外側の線を越え、「要警戒ゾーン」に入っていたことがわかります。この一時期の〝混乱〟の後は、少しずつ回復しています。

「要警戒ゾーン」の出現頻度は、740年に1回という極めてまれなものです。これを外れたのですから、この問題については、あらゆる角度から検討する必要があったのです。

環境の影響は

私は戦後に出生性比が変化したことについて、一つの仮説を立てています。

戦後の日本に、「オス化」をもたらすような、大きな化学的な環境の変化があったのではないか、と。

「オス化」現象を引き起こす化学的な環境要因というのは、敗戦直後に米占領軍が日本に持ち込んだ有機塩素系の殺虫剤ＤＤＴ（ジクロロジフェニルトリクロロエタン）などの有機塩素系の物質ではないか……。このＤＤＴが男子を多く出産させた内分泌かく乱物質（環境ホルモン）ではなかったのか、という仮説です。なぜなら、わが国で害虫駆除などのために、ＤＤＴなどが大量に生産、使用されていたのと時期的にピッタリと重なるからです。

１９６２年に、レイチェル・カーソンが『沈黙の春』（原題：『Silent Spring』青樹簗一【訳】、新潮社）を刊行してＤＤＴの被害を警告したこともあって、71年以降、日本でも有機塩素系農薬が禁止され、それ以降、日本の出生性比も71年から「要注意ゾーン」に入り、80年以降はおおむね「要関心ゾーン」で、ときどき「安心ゾーン」に収まる、という傾向は現在まで続いています。

私がこの予想を『臨床環境医学』（8巻1号、日本臨床環境医学会、１９９９年）で報告した後に、当時、山形県の養護教諭だった島貫幸子さんが「子どものからだと心・全国研究会議」の折に、おみやげに持って来られたイナゴの佃煮を見て、「このイナゴは、みんなオスだ！」と大声をあげたことがありました。

これを聞いた私は、日本の田んぼには、戦後に使用されたＤＤＴがまだ残留しているのかもしれない！　と、ますますこの予想に関心を持ちました。その後、山形県に旅行したときに、山形市役所に立ち寄り、地区ごとの子どもの男女比を見せてもらいました。すると、田んぼに近いところは男子が多く、海岸地域は女子が多いという特徴があったのです。

これを知り、出生性比から環境ホルモンの影響をていねいに追跡する必要があることを痛感しました。しかし、私のこの問題に対する追跡は、今のところここまでで終わっています。

「子どもの健康と環境に関する全国調査」スタート

日本では、子どもの健康と環境問題の関連に着目した二つの研究が北海道ではじまっています。一つは「病院ベース小規模コホート」で、もう一つは北海道内40の産院が参加する「北海道大規模コホート」です。

どちらも「コホート研究」という、特定の子どもたちを何年間も追跡する調査方法を使用しています。出産前から妊婦に参加してもらって2万人の子どもを就学以降まで追跡し、どの環境化学物質がどのように影響するのかを明らかにしようとしているのです。

さらに2010年から、環境省も「子どもの健康と環境に関する全国調査」(通称「エコチル調査」)を本格的にはじめています。「胎児期から小児期にかけての化学物質曝露《ばくろ》(＝さらされること)は妊娠・生殖異常、先天異常、精神神経発達障害、免疫系・代謝・内分泌系の異常などに影響を与えているのではないか」を中心仮説とした「コホート研究」で、全国で6～10万人規模の出生児を13歳になるまで追跡しています。ここでは「仮説の公募」を行ない、広く国民が心配する観点は何かを模索しながら、調査の基本計画がまとめられ、調査が進んでいます。

5 発達していない自律神経

全国の先生たちが気づいていた「からだのおかしさ」

私が日本教育学会の課題研究として、「全国的に男女とも背筋力が低下している」と報告した1975年頃から、「子どものからだがどこかおかしい」という声が、全国各地の幼稚園・保育所、学校から私のところに〝つぶやき〟の形で寄せられてきました。各地からの〝つぶやき〟を書きだしてみると、なんと43項目にもなりました。

NHKの社会報道番組のディレクターで子どもの健康の問題に高い関心を持っていた清川輝基さん（現在は長野県のさくら国際高校で校長先生をされています）の提案で、この「からだのおかしさ」がどのように実感されているのかを全国調査することになりました。そして1000校の小・中・高校の保健室での調査結果を基に、NHK特集「警告！ こどものからだは蝕まれている」が作られ78年の10月9日、体育の日の前夜にテレビ放映されました。

拙書『子どもの体力』（国民文庫、大月書店）でも紹介していますが、当時、小学校で最近増え

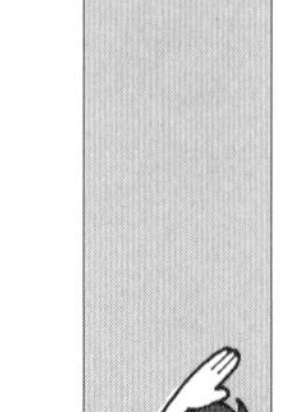

表3　1978年「子どものからだの“おかしさ”実感調査」

	第1位	第2位	第3位	第4位	第5位
小学校	背中ぐにゃ	朝からあくび	アレルギー	背筋がおかしい	朝礼でバタン
中学校	朝礼でバタン	背中ぐにゃ	朝からあくび、アレルギー		首・肩のこり
高校	腰痛	背中ぐにゃ、朝礼でバタン		首・肩のこり、貧血	

ている、と実感されていた「からだのおかしさ」の第1位は「背中ぐにゃ」、中学校の1位は「朝礼バタン」、高校での1位は「腰痛」という結果でした。

ここからわかったのは、子どもの体力・運動能力という面ではなく、もっとからだの奥のところで変化がはじまっているということでした。学校では体力つくりに取り組み、それなりの成果を上げてはいるものの、そのすき間を縫って、もっと別な面でこのようなからだの変化が進行していたのです。

朝礼でバタン

表3を見てください。小学校で第1位、中学・高校では第2位にはいってしまった「背中ぐにゃ」というのは、授業中にちゃんと座っていられない、という状態です。これは、のちほど問題提起をしますが、背筋力の低下問題につながっているのかもしれない、という仮説がたてられます（130ページ〜参照）。

「朝からあくび」は、学校にきても大脳の覚醒水準が高くならないという遅寝・遅起きの問題かもしれません。

この調査で、私が一番ショックを受けたのは、「朝礼でバタン」と倒れてしまう子どもたちが最近増えてきているということでした。中学校の先生たちの間では、朝礼で倒れる子どもが増えてきたことが、もっとも多く実感されていたのです。

「朝礼でバタン」は、脳貧血状態をキャッチして脳に血液を送り込むように血流を調整する自律神経の血流調整の機能が低下しているのか？　もしそうだとすると、これは「行動体力」ではなく、「防衛体力」の問題ではないのか？　という予測を私は立てました。

「防衛体力」と「行動体力」

体力には、「防衛体力」と「行動体力」との2種類があります。簡単にいうと「行動体力」は外に向かってどれだけ力が発揮できるか、という体力です。「防衛体力」というのはからだの内外の変化を感じとり、からだの状態を一定に保つ体力です。

実はこの「防衛体力」の測定をするのは、やっかいなことで、「防衛体力」は科学的に数値化されにくいという問題がありました。そして、「行動体力」を高めれば、それに並行して「防衛体力」も発達していくだろうと考えられていたため、「防衛体力」については、まったく測定がされていなかったし、なんの対策もとられてきませんでした。

しかし、「防衛体力」は、それを発達させるように取り組まなければ、自然に発達するものではないのです。この間、なんにも取り組まなかったのですから、低下するのは当然です。

図8　体位血圧反射法

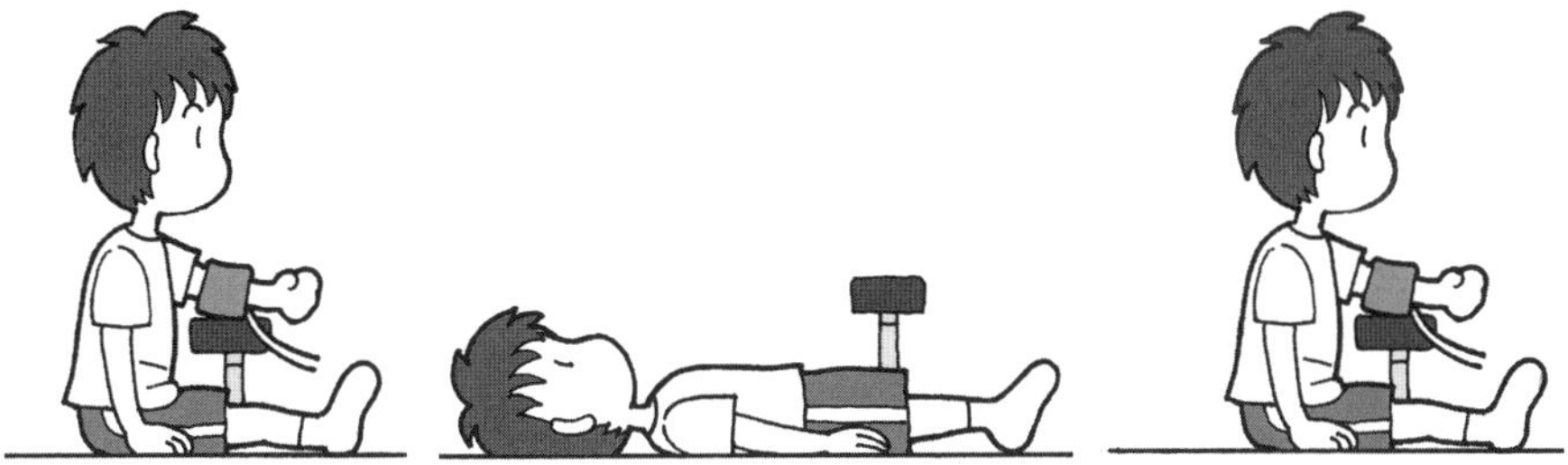

①子どもを座らせて、血圧の数値が安定するのを待つ。

②座った状態で血圧が安定したら、子どもをあおむけに寝かせた状態で、血圧を安定させる。

③寝かせた子どもの上体を、急に一気に起こし、２分以内に血圧が通常の数値に戻るかどうかをみる。

ＮＨＫ特集での番組放映後、当時の神奈川県知事、長《なが》洲《す》一《かず》二《じ》さんから「神奈川県の子どものからだと生活」の調査を依頼されました。その調査依頼を受けて、神奈川県下の小・中学校で子どものからだの調査を行ないました。

この調査では、「朝礼でバタン」は自律神経の問題であろうと私は予想して、東京大学で生理学を教えられていた猪飼道夫先生が東京の子どもについて調査されていた結果と比べようと思い、「体位血圧反射法」を調査項目に入れました。

「体位血圧反射法」というのは、血圧調整をする力を測定して、交感神経の働き具合いを調べる調査です。図8を見てください。

簡単に説明すると、横になって静かにしている人を急に起こして座った状態にさせると、脳の血液がからだの方に移動し、血圧が一時的に低くなって、軽い脳貧血を起こします。

図９　体位血圧反射法による血圧調整不良の出現率

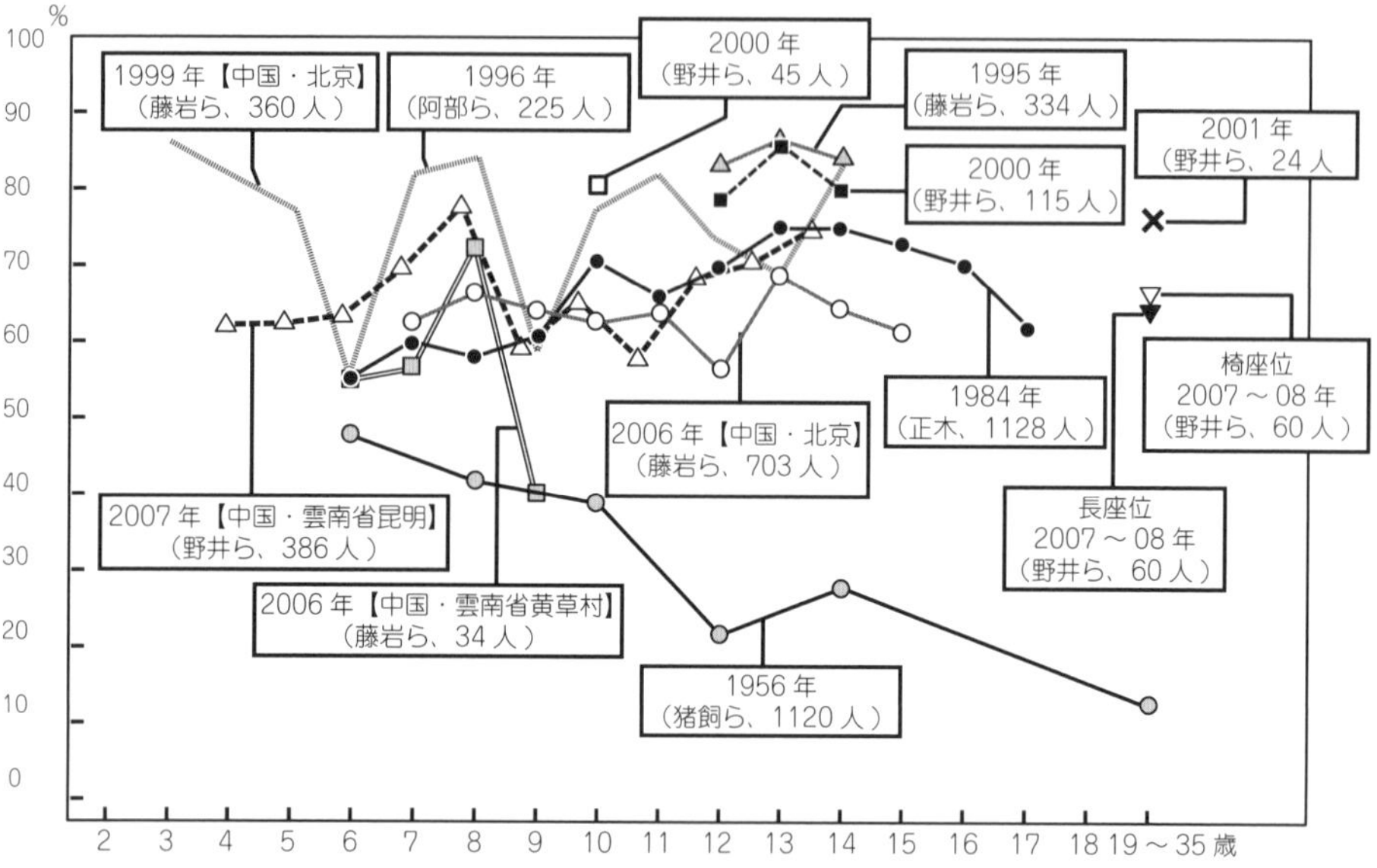

この事態に脳はびっくりして、血圧を元の状態に戻そうと交感神経を働かせます。実際の測定法は、からだを起こしてから2分以内に元の血圧に戻るかどうかを測定し、評価します。

血圧調整不良の子どもが何と8割以上

神奈川県の子どもと比較するために、東京都と岐阜県でも可能なかぎり調査をしました。

図9を見てください。まず、一番下の結果は猪飼先生がこの調査を世界ではじめて実施した1956年の記録です。

半世紀以上も前から、血圧調整不良の子どもは、幼稚園では約半数いましたが、年齢が高くなっていくのにしたがって少なくなり、成人では血圧調整の悪い人は1割程度になっていました。ですから、自律神経は年齢とともに次第に発達したことがわかります。ところが、84年に私たちが調査した結果は、血圧調整不良の子どもが多いばかりか、年齢が上がっても血圧調整の悪い子は減少せずに、逆に増加していました。

さらに95年の調査では、血圧調整の悪い子は何と８割以上もいて、小・中学校の５人のうち４人は自律神経が十分に発達していないまま、がんばって学校に通っているという実態が明らかになってきました。

97年、私たちはこの調査データに驚き、「国連・子どもの権利委員会」への第１回市民・ＮＧＯ報告書に添付資料として提出しました。「国連・子どもの権利委員会」がこの調査結果に注目して、日本政府に対して出した最終所見には、こんな記載がありました。

「(日本の) 児童が高度に競争的な教育制度のストレスにさらされていること及びその結果として余暇、運動、休息の時間が欠如していることにより、発達障害にさらされていることについて懸念する」

日本では、この最終所見は「発達障害」と訳されてきましたが、この内容はこれまでのようには発達しなくなったという事態ですから、「発達不全」と訳すべきだったでしょう。いずれにしても、このような子どもの自律神経の発達不全の現状をどのように改善していけるのか、そして発達に向かわせられるのかが、これからの教育界の大きな課題です。

6 体温調整機能に異変

子どもの体温が低くなった!?

1970年代中頃から、全国の保育士や学校の先生から寄せられる「子どものからだがどこかおかしい」という声の中に、何人かの先生から「子どもの体温が低い」という実感がありました。その実感は、90年代になってから急増しました。

91年、兵庫県加古川市の中学校で、全国ではじめての「体温調査」が実施されました（図10）。調査は、1週間にわたって1日5回（①起床時、②朝の会時、③昼食前、④帰りの会時、⑤就床時）「腋窩温《えきかおん》」（脇の下で体温）が計測して行なわれました。それ以降、各地で繰り返し同じような体温調査がおこなわれています。

46ページの図11は、2008～09年に東京都内の小学3～5年生、計181名を対象に実施された調査結果です（うち32名分はデータ欠損のため149名分）。この調査では、同じように1日に5回、ただし火～金曜日に測定しています。月曜日の結果が外されているのは、休日の生活の影響

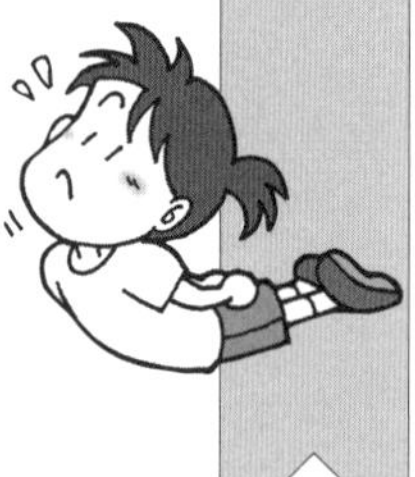

図10　1991年中学生の体温調査（調査・澤田佳代子）

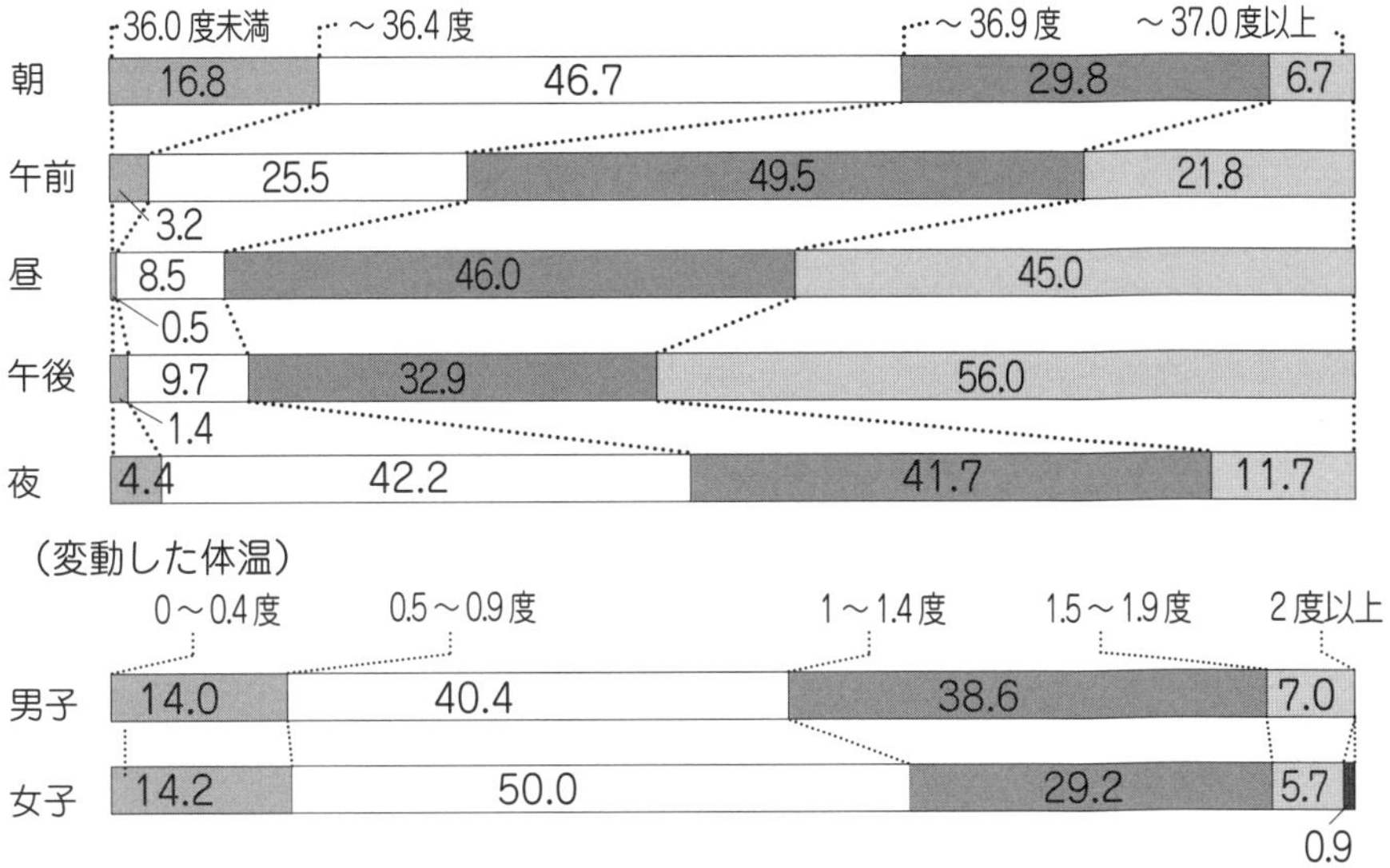

することを避けるためです。

どちらの図でも、1日の間で、起床時に36度未満の低体温の割合がもっとも多くなっています。

学校に行くと、そのような体温の低い子はほとんどいなくなります。逆に、37度以上の高体温の割合がどんどん増え、帰りの会では37度を超えてしまう子どもが50%を超えてしまっています。

このような子どもの体温変化に気づかずに、クラブ活動などでハードな練習をさせてしまうと、場合によっては脳の温度は42度台にもなってしまい、熱中症で意識がなくなり、ひどいときには死亡事故にまでつながりかねません。

「恒温動物」になれない子どもたち

1991年の加古川市での調査では、1日のうちに1度以上体温が変化する子どもが4割、なんと1日のうちに2・4度も体温変動している

図 11　検温時間別の体温分布

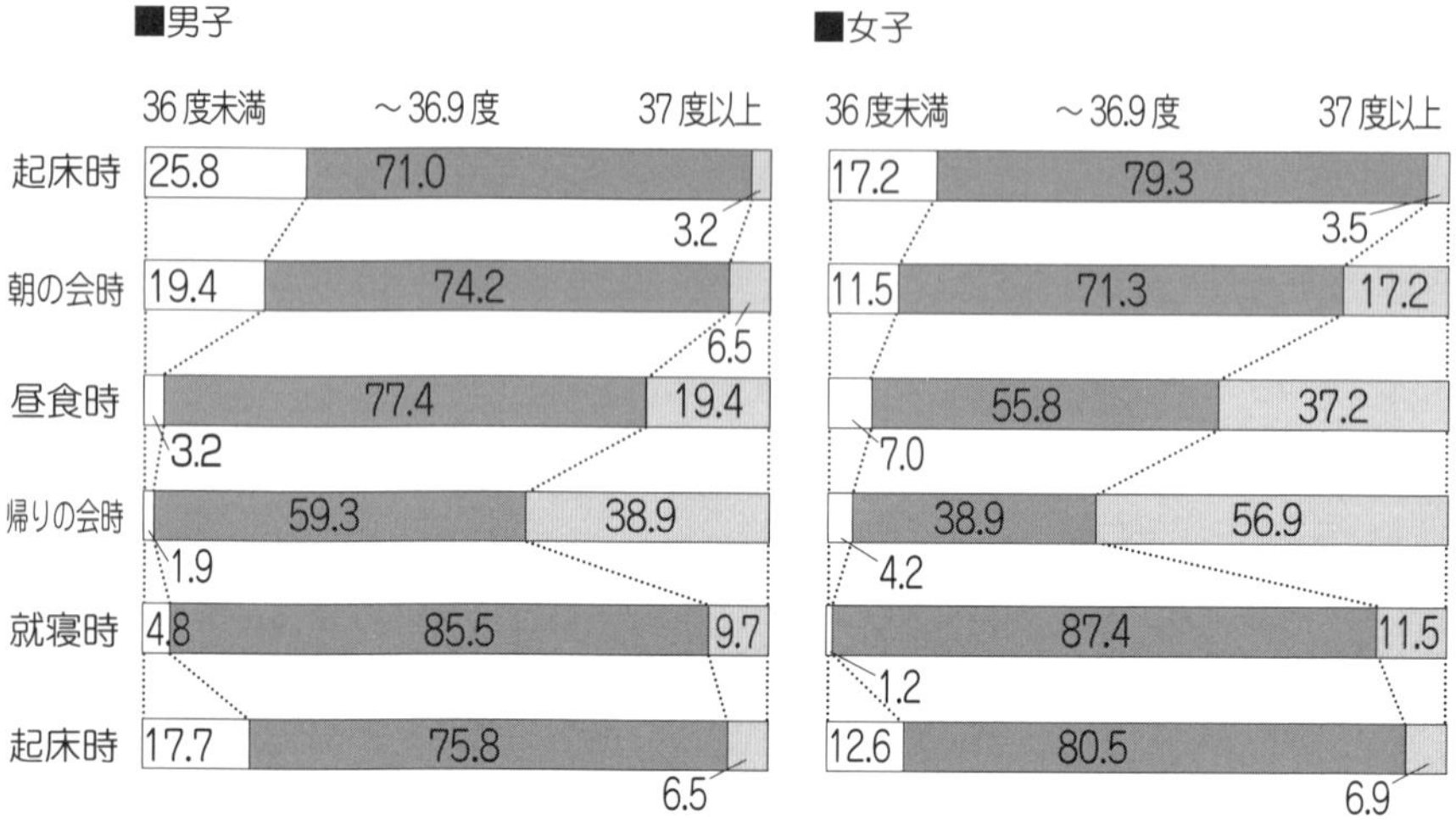

＊中島、鹿野、野井（2011 年）、「小学生における体温の実態と生活との関連」『発達研究』51 より

子どももいました。これまで、子どもの1日の体温変動はせいぜい0・5度くらいとされていましたから、「平熱が高い」とか、「平熱が低い」のように、〝平熱〟という言葉が使えていました。しかし、こんなに体温の〝日内変動〟が大きくなると、〝平熱〟という言葉は使えなくなってしまいます。

この結果から二つのことが考えられます。

一つは、からだから「発熱しなさい！」という命令が出るのが遅くなっていて、体温が低下してもなかなか〝発熱命令〟が出ないために、体温が思うように上がらない原因と予想されています。

〝発熱命令〟はからだの〝温度設定〟の機能によって出されるのですが、この機能は、生まれて3週間の寒さの体験で決まることが北海道大学の研究でわかっています。

最近は病院での出産が多くなりましたが、産院の室温が高く、その後、家でもエアコンで温度調整された環境で育てられるため、寒さの体験ができていないことが予想されます。

もう一つは、汗を出す機能である能動汗腺が十分に発達できていないということです。そのために熱が放散されずにからだの中にこもり、体温上昇が起こってしまうのではないでしょうか。

この能動汗腺の数は、３歳までにどれだけたくさん汗をかいたかで決まることが名古屋大学の研究でわかっています。３歳以降で、汗をたくさんかいても、もう遅いのです。

このような体温調整機能を発達させる知見が充分に伝えられず、拡がらず、いつしか忘れ去られ、私たちはひたすら快適な生活を求めてきました。そこに〝落とし穴〟がありました。

このような体温調整の〝基本機能〟をバックアップするのが自律神経の働きです。ところが、この自律神経がこれまでのように自然に発達するということが、日本の各地で調べても、中国の子どもを調べても、見つからなくなっています。これでは〝トリプルパンチ〟の状態です。

自律神経がどうしたら発達するのかということは、まだ仮説の段階ですが、「朝日を浴びる」「冷たい水で顔を洗う」「１日に１回、汗をかくくらいの運動をする」「本気で鬼ごっこをする」などによって改善されるのではないか、と提案されています。

7 大脳・前頭葉の働きが正常に育っていない

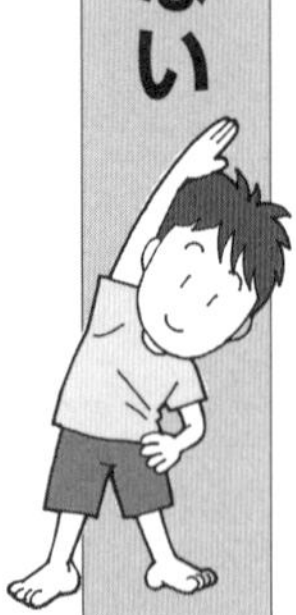

興奮と抑制の強さを調べる

大脳の前頭葉には、〝やる気〟を起こしたり、〝やる気〟を抑えたりして、調節する機能があります。いってみれば、脳のなかでもっとも〝人間らしい〟働きをするところです。

この大脳・前頭葉は、3歳の少し前から発達しはじめます。そのため、幼稚園では3歳以降の子どもに対して、抑制の働きをうまく育てることが課題になっています。

大脳・前頭葉の活動の状態を調査する方法として、私たちは「先行言語指示法による運動条件反射法」を用いてきました。現在は「Go/No-Go テスト」といっています。この方法は、国際的にも普及しましたが、とても簡単な方法で、大脳・前頭葉の興奮や抑制の強さ、その両者のバランスや、興奮と抑制の切り替えの良し悪しがわかるのです。

私たちが行なったテストでは、「赤い光がついたら、ゴム球を握ってください。黄色い光がついたら握らないでください」と約束し、赤や黄の光をデタラメに出して、反応をたしかめます。しばらくして、「今度は、赤い光がついたらゴム球を握らないでください。黄色の光で握ってください」と約束を反対に変えるのです。その反応のタイプで五つの型に分類します。

①そわそわ型……どんな色の光にも適当に反応してしまう（興奮も抑制も強くない）
②興奮型……どんな色の光でも必ず握ってしまう
③抑制型……どんな色の光が出ても、けっして反応しない
④おっとり型……約束が切り替わると、反応がまちまちになる
⑤活発型……約束が切り替わっても、約束したとおりに反応する

小学生に「そわそわ型」が大出現

ロシアで、生理学者イワン・ペトローヴィチ・パヴロフ（1849〜1936年）の生誕150年記念の国際会議が開かれ、そこで私たちはこの5分類の出現率を年齢ごとに調べたデータを紹介し、注目を集めました。

図12を見てください。さきほど挙げたの五つの分類のうち、「そわそわ型」の出現率の加齢的推移を示しています。

1969年、現在日本体育大学教授の西條《さいじょう》修光《おさみつ》さんが中心になって調べた結果では、「そわそわ型」は、幼児に多いタイプですが、男子女子とも年齢に応じて減少していきます。幼稚園では40％いたのが、小学2年では10〜20％になり、小学4年にもなると10％以下になっています。かつての子

図12　「そわそわ型」の出現率

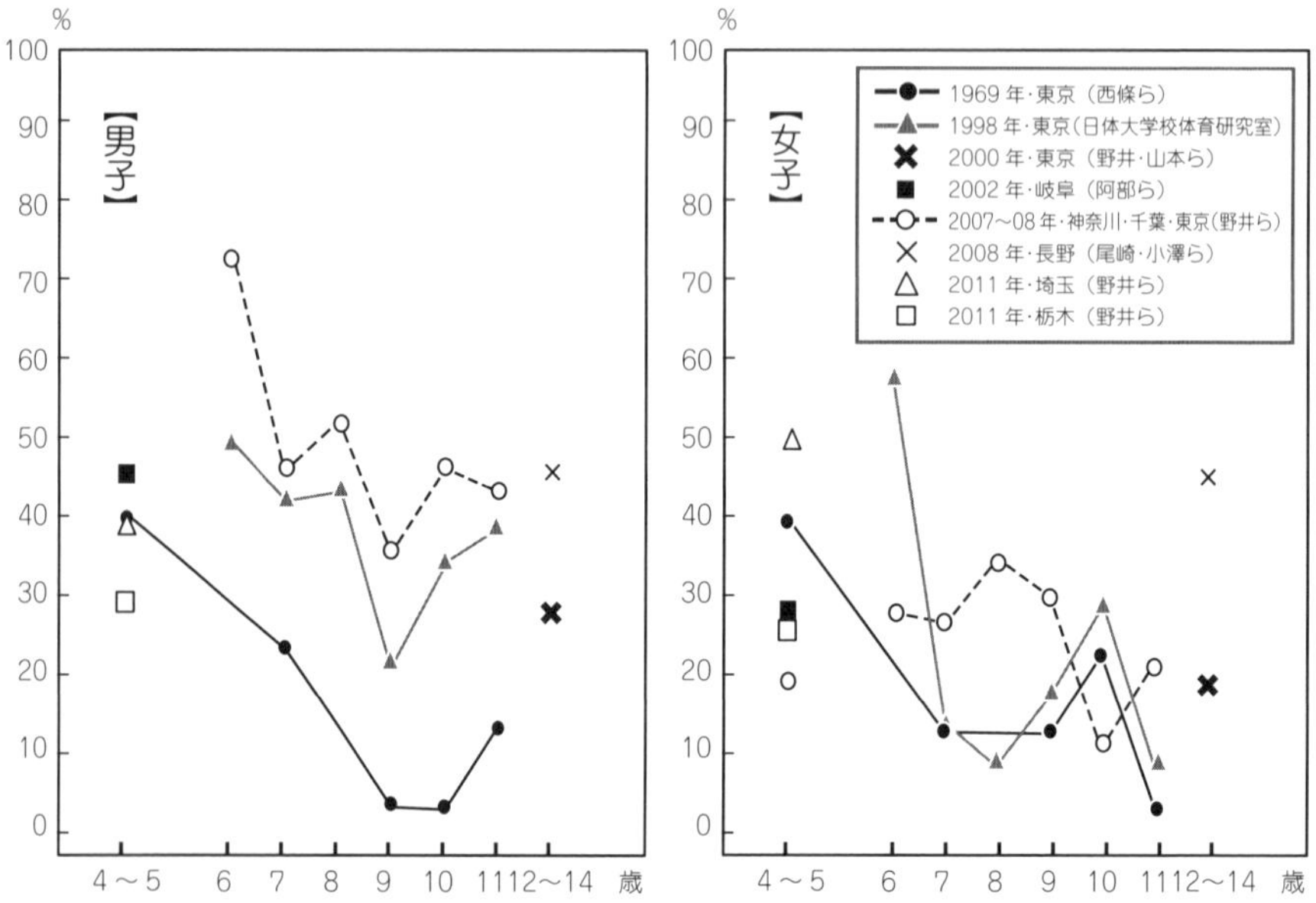

どもたちは、小学校に入ると、大脳・前頭葉の興奮の強さが育ち、「そわそわ型」を卒業して、ギャングエイジといわれる元気すぎるくらいな子どもに発達していったのでした。

次は98年の東京（日本体育大学学校体育研究室）の調査結果ですが、最近では小学1年男子で、「そわそわ型」の子が、なんと50%、女子で60%にもなっています。

そして、2007～08年の神奈川・千葉・東京の調査結果（野井ら）では、「そわそわ型」の小学1年生が、男子で70%にもなっています。これは大変な事態です。

ところで、パヴロフ先生といえば「パヴロフの犬」として知られる、条件反射実験が有名です。ベルをならしてから、エサを与えることをおぼえた犬は、ベルの音を聞いただけで、反射的に唾液を出すようになることを見つけました。
ちなみに犬には、「抑制型」はありませんでした。人間の子どもも最初は大脳・前頭葉の興奮の強さが発達し、抑制の強さはかなり遅れて次第に発達していくものです。

学級崩壊の原因は……

1998年の結果を見ると、これまでは小学校に入るころまでに自然に発達していた大脳・前頭葉に大きな変化が起こっていることが読み取れます。幼稚園でも小学校でも、これまでは、抑えのきかない興奮の強い子どもたちに抑える力を育てることだけ考えればよかったのですが、近年は、5割以上の子どもが大脳・前頭葉の興奮の強さが育っておらず、幼児型の脳の子どもが過半数を占めている状況です。これでは授業が成立しないのも納得できます。

「小1プロブレム」という言葉が作られ、小学校に入学しても、落ち着いて先生の話を聞けず友だちと騒いだり教室を歩き回るなどして授業が成立しない学級崩壊のような問題が各地でおこっていますが、これは、小学校に入学するまでの段階で大脳・前頭葉の興奮の強さが充分に育たなくなってきたために起こっている問題だということがわかります。

しかも近年では、とくに男子の興奮の強さが発達できないでいる傾向がいっそう進み、そろそろ「中1プロブレム」が発生するだろうと、心配されてきています。図12の男子の10歳、11歳を見ていても、女子は小学校高学年になるにつれて「そわそわ型」が少なくなっていくのに対し、男子は逆に小学校高学年で多くなっています。

抑制の強さが先に育つ子ども

最近の調査結果の中で、もう一つ気になっていることがあります。それは、興奮の強さとは反対に抑制の強さが先に育ってしまう子どもたちが少数ながらも現れはじめたことです。１９６９年には小学生には、男子にも女子にも抑制が強すぎるという子どもは、１人もいませんでした。

しかし、図13を見てください。98年の調査で、抑制の働きが強すぎる「抑制型」の子どもが、小学2年と小学4年の男子で1人ずつ、また小学5年女子で3人も子どもがいたのです。これには驚きました。ちなみに、この調査校では、子どもたちによるクラス担任への「先生いじめ」があり、先生が学校に来られなくなってしまったという事件が起こっていたのです。この「先生いじめ」の加害者は、「抑制型」の子どもたちでした。

その後２００７〜08年の調査では、この「抑制型」が小学校の各学年にいるという結果になっています。

最近の傾向として、自然に育つはずの大脳・前頭葉の働きが発達不全になって、興奮や抑制のコントロールができない子どもが少しずつ増加し、いまや全学年に及んでいる状況になってきています。

これまで幼児では自然に発達してきていた興奮の強さを、これからは意図的に発達させる、とい

図 13 「抑制型」の出現率

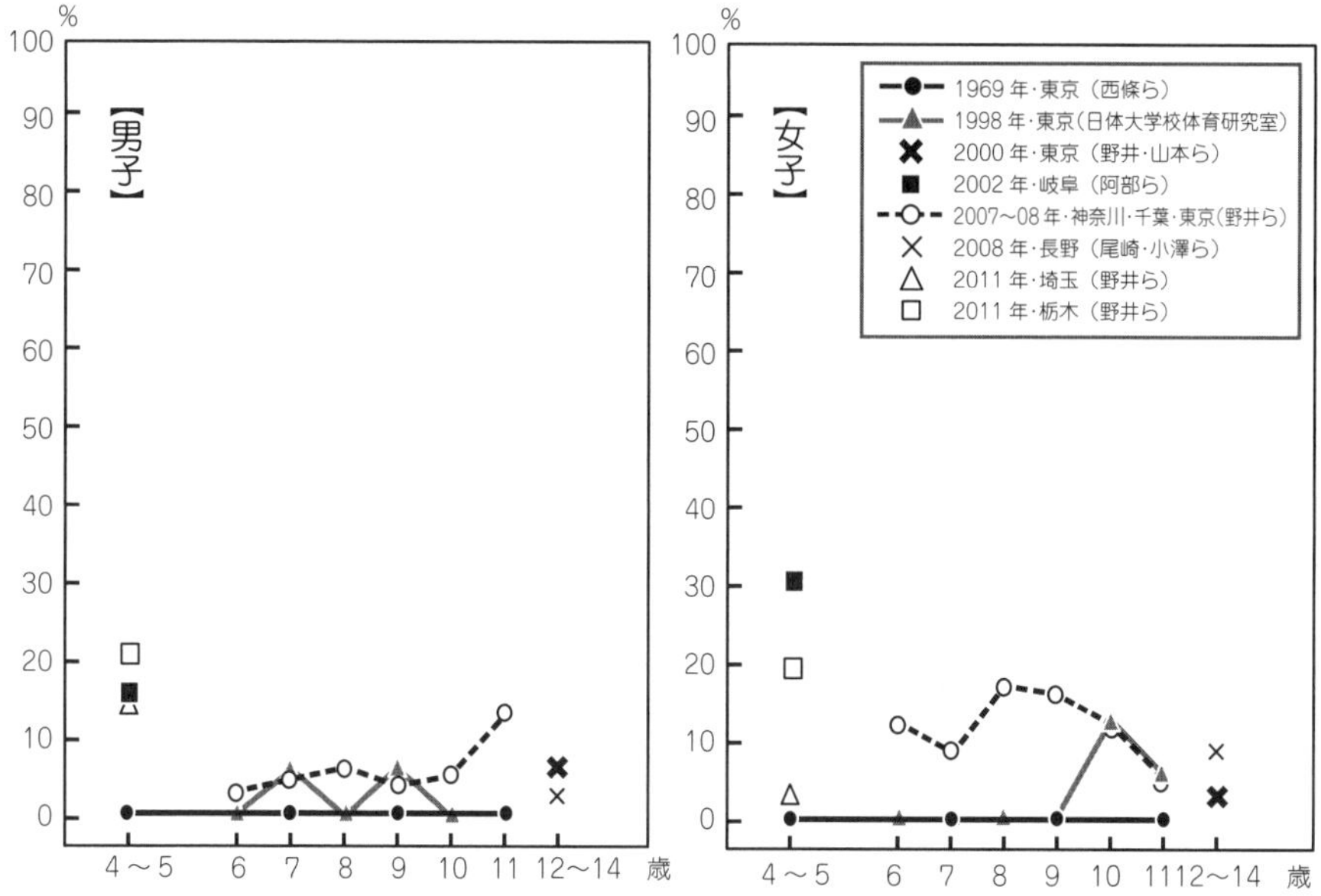

いちばん初歩的な課題に、保育園・幼稚園、小学校で取り組まなくてはならなくなってきています。

大脳の全面発達のために

２００６年10月、中国・北京の首都体育学院で「第３回中日子どものからだと心の健康に関する学術論壇」が行なわれました。私もそこに参加して「運動中の脳テストの結果」を報告し、参加者とともに、脳の全面発達に向かうアイデアを話しました。そこで、「光トポグラフィ」（株式会社日立メディコ）という器械で大脳の血流状態を調べ、運動中にスポーツ選手の大脳・前頭葉がどのように働くかを調べる実験を行ないました。

それぞれの選手に「１分間、自転車を全力でこいでください」とお願いし、30秒たったところで自転車の負荷を0にしました。そのことは言わずに、です。すると、大脳・前頭葉の血液の流れが3類型に分類できることがわかりました。

○まじめなA型……運動している間中、脳に血液が流れている（陸上競技や武術をやっている人たちに多い）

○要領のよいB型……運動中に負荷がなくなったら脳の血流が少なくなる（球技や体操をやっている人たちに多い）

○慎重なC型……運動前に脳に血液が流れているが、運動をはじめると流れなくなる（山岳やスキーをやっている人、「社会運動」をやっている人たちに多い）

私は、脳科学をスポーツに応用したこの実験結果をみて、三つの類型にあてはまるようなさまざまなの運動を渡り歩くことで、大脳・前頭葉を全面的に発達させることに向かって踏み出せるのではないか、と考えています。

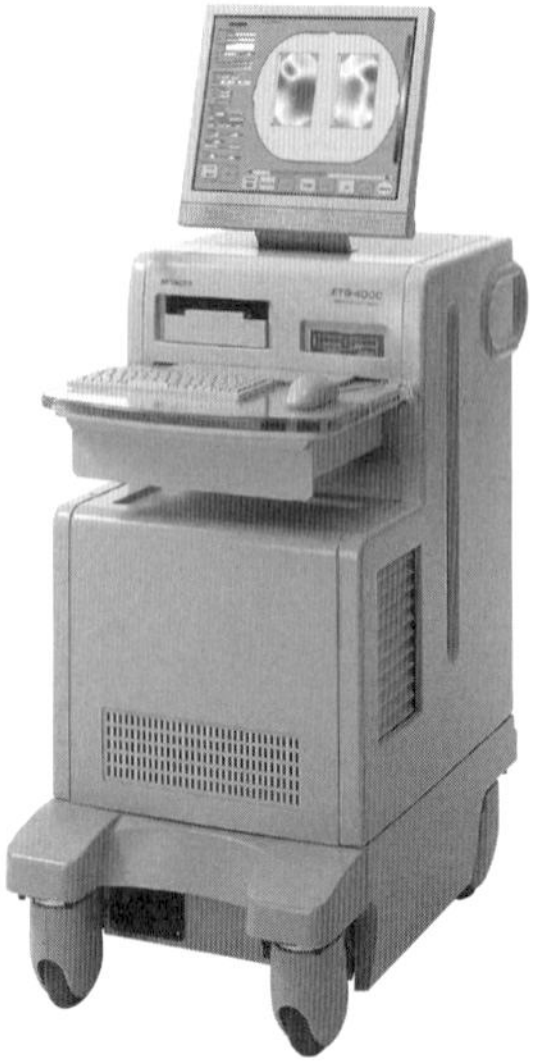

光トポグラフィ
（写真提供：株式会社日立メディコ）

8 「世紀の妖怪」アレルギー

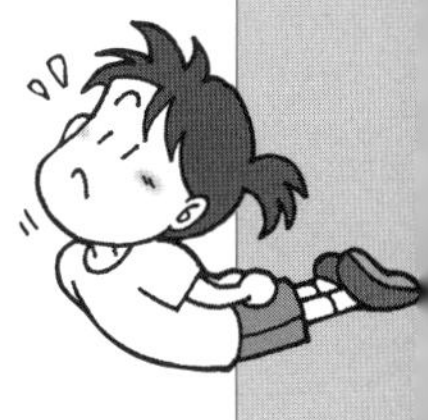

1978～2010年の「最近増えているからだのおかしさ」の実感調査

38～40ページでも紹介しましたが、1978年、小・中・高校の保健室で実感されている、「最近増えているからだのおかしさ」の調査報告を基にして、NHK特集「警告！ こどものからだは蝕まれている」が製作されました。私たちはその後も90年、95年、2000年、05年、10年にこの実感調査を実施してきました。90年からは、保育所や幼稚園の調査も加えました。

次ページの表4を見てください。90年では、すべての調査でアレルギーが1位になりました。、その後も、アレルギーは1位や上位に入っています。1978年にはじめて私たちが行なった実感調査では、小学校で26％の3位、中学校で8位、高校で3位だったアレルギーが、その後、まるでモンスターのように増えていったのです。

79年には、全国保育協議会が全国の保育所2500カ所に対して同様の調査を行ない、私たちの研究室も協力しました。この調査では、「アレルギーが年々増えている」という実感はまだ5・4％

表4　子どものからだの“おかしさ”実感調査ワースト5

●保育所（ただし、1979年は「年々増えている」に対する回答）

（%）

年	第1位	第2位	第3位	第4位	第5位
1979（195人）	むし歯 24.2	背中ぐにゃ 11.3	すぐ「疲れた」と言う 10.5	朝からあくび 8.1	指吸い 7.2
1990（223人）	アレルギー 79.9	皮膚がカサカサ 76.4	背中ぐにゃ 67.7	すぐ「疲れた」と言う 3.3	そしゃく力が弱い 59.4
1995（64人）	アレルギー 87.5	皮膚がカサカサ 81.3	すぐ「疲れた」と言う 76.6	そしゃく力が弱い 71.9	背中ぐにゃ 0.3
2000（154人）	すぐ「疲れた」と言う 76.6	アレルギー 76.0	皮膚がカサカサ 73.4	背中ぐにゃ 72.7	そしゃく力が弱い 4.3
2005（201人）	皮膚がカサカサ 77.6	アレルギー 74.6	背中ぐにゃ 72.1	すぐ「疲れた」と言う 68.7	保育中じっとしていない 68.2
2010（90人）	皮膚がカサカサ 65.6	むし歯 63.3	保育中じっとしていない／背中ぐにゃ／アレルギー 60.0		

●幼稚園

（%）

年	第1位	第2位	第3位	第4位	第5位
1990（193人）	アレルギー 72.3	皮膚がカサカサ 68.0	すぐ「疲れた」と言う 57.8	ぜんそく 4.9	背中ぐにゃ 53.4
1995（115人）	アレルギー 74.8	すぐ「疲れた」と言う 73.9	皮膚がカサカサ 68.7	背中ぐにゃ 56.5	ぜんそく 53.0
2000（162人）	アレルギー 82.7	すぐ「疲れた」と言う 76.5	皮膚がカサカサ 69.1	ぜんそく 67.3	背中ぐにゃ 66.0
2005（188人）	アレルギー 77.1	すぐ「疲れた」と言う 72.9	皮膚がカサカサ 66.0	背中ぐにゃ 64.9	床にすぐ寝転がる 60.1
2010（105人）	アレルギー 72.4	すぐ「疲れた」と言う 65.7	背中ぐにゃ 63.8	ぜんそく 62.9	自閉的傾向 61.9

●小学校（ただし、1978年は「最近目立つ」に対する回答）

（%）

年	第1位	第2位	第3位	第4位	第5位
1978（569人）	背中ぐにゃ 44.0	朝からあくび 31.0	アレルギー 26.0	背筋がおかしい 23.0	朝礼でバタン 22.0
1990（363人）	アレルギー 87.3	皮膚がカサカサ 72.6	背中ぐにゃ 71.6	歯ならびが悪い 69.9	視力が低い 68.9
1995（192人）	アレルギー 88.0	すぐ「疲れた」と言う 77.6	視力が低い 76.6	皮膚がカサカサ 71.4	歯ならびが悪い 70.8
2000（601人）	アレルギー 82.2	すぐ「疲れた」と言う 79.4	授業中じっとしていない 77.5	背中ぐにゃ 74.5	歯ならびが悪い 73.2
2005（306人）	アレルギー 82.4	背中ぐにゃ 74.5	授業中じっとしていない 72.5	すぐ「疲れた」と言う 69.9	皮膚がカサカサ 65.7
2010（329人）	アレルギー 76.6	授業中じっとしていない 72.3	背中ぐにゃ 69.3	視力が低い 67.2	すぐ「疲れた」と言う 63.5

●中学校（ただし、1978年は「最近目立つ」に対する回答）

（%）

年	第1位	第2位	第3位	第4位	第5位
1978（224人）	朝礼でバタン 43.0	背中ぐにゃ 37.0	朝からあくび／アレルギー 30.0		首、肩のこり 27.0
1990（216人）	アレルギー 90.8	すぐ「疲れた」と言う 83.8	視力が低い 78.1	腹痛・頭痛を訴える 75.9	不登校 74.6
1995（121人）	アレルギー 87.6	視力が低い 84.3	すぐ「疲れた」と言う 71.9	腹痛・頭痛を訴える 71.1	平熱36度未満 70.2
2000（274人）	すぐ「疲れた」と言う／アレルギー 82.8		首、肩のこり／不登校 77.0		腰痛 76.6
2005（151人）	アレルギー 76.8	すぐ「疲れた」と言う 74.5	平熱36度未満 68.9	視力が低い 67.5	首、肩のこり 66.2
2010（210人）	アレルギー 78.1	平熱36度未満 72.3	すぐ「疲れた」と言う 70.0	夜、眠れない 69.0	不登校 68.1

●高等学校（ただし、1978年は「最近目立つ」に対する回答）

（%）

年	第1位	第2位	第3位	第4位	第5位
1978（85人）	腰痛 40.0	背中ぐにゃ／朝礼でバタン 31.0		首、肩のこり／貧血 28.0	
1990（206人）	アレルギー 83.0	すぐ「疲れた」と言う 75.9	腹痛・頭痛を訴える 75.0	視力が低い 66.5	腰痛 66.5
1995（107人）	アレルギー 88.8	腰痛 80.4	腹痛・頭痛を訴える 76.6	すぐ「疲れた」と言う 73.8	首、肩のこり 73.8
2000（167人）	アレルギー 89.2	すぐ「疲れた」と言う 82.0	腹痛・頭痛を訴える 80.2	腰痛 75.4	そしゃく力が弱い 75.4
2005（105人）	アレルギー 86.7	腰痛 71.4	平熱36度未満／腹痛・頭痛を訴える 69.5		すぐ「疲れた」と言う 67.6
2010（55人）	首、肩のこり 74.5	うつ的傾向 72.7	アレルギ 69.1	夜、眠れない 67.3	腰痛／すぐ「疲れた」と言う 65.6

＊1978年調査は、NHK、日本体育大学体育研究所による。
＊1979年調査は、全国保育協議会、日本体育大学体育研究所による。
＊1990、95年調査は、日本体育大学学校体育研究室による。
＊2000、05、10年調査は、日本体育大学学校体育研究室他による。

に過ぎず、第7位でした。

アレルギーが最近増えているという実感が第1位になった90年の調査結果が報道された後、総理府の行政監察局は、当時の文部省と厚生省にアレルギーについてどのような対応をしているのかを問い合わせたそうです。厚生省は、さっそく92年に全国的な子どものアレルギー調査を実施しました。

ところが、当時の文部省は、91年から財団法人日本学校保健会に「児童生徒の健康状態サーベイランス事業」をさせ、小児成人病の調査に向かってしまい、アレルギーに対して本格的な対応がはじまったのは08年のことでした。

男女ともに84年の実感調査で3倍に急増

アレルギーの実態については、1984年にNHKが、再び全国の小学校1600校に「からだのおかしさ」実感調査と、東京都の校医と整形外科医2500人に最近増えている症状を聞く調査を行ないました。この結果、全国の小学校でもっとも多く実感されていたのはアレルギーで、回答率は77％と、6年前の3倍に増加していました。

また、耳鼻咽喉科の校医さんの実に93％がアレルギー性鼻炎の増加していることを実感し、眼科の校医さんも82％がアレルギーの増加を実感していました。

図14を見てください。日本学校保健会の資料から男女別に小・中・高全体のアレルギーの実態を

図 14　医師からアレルギーと診断された子どもの割合

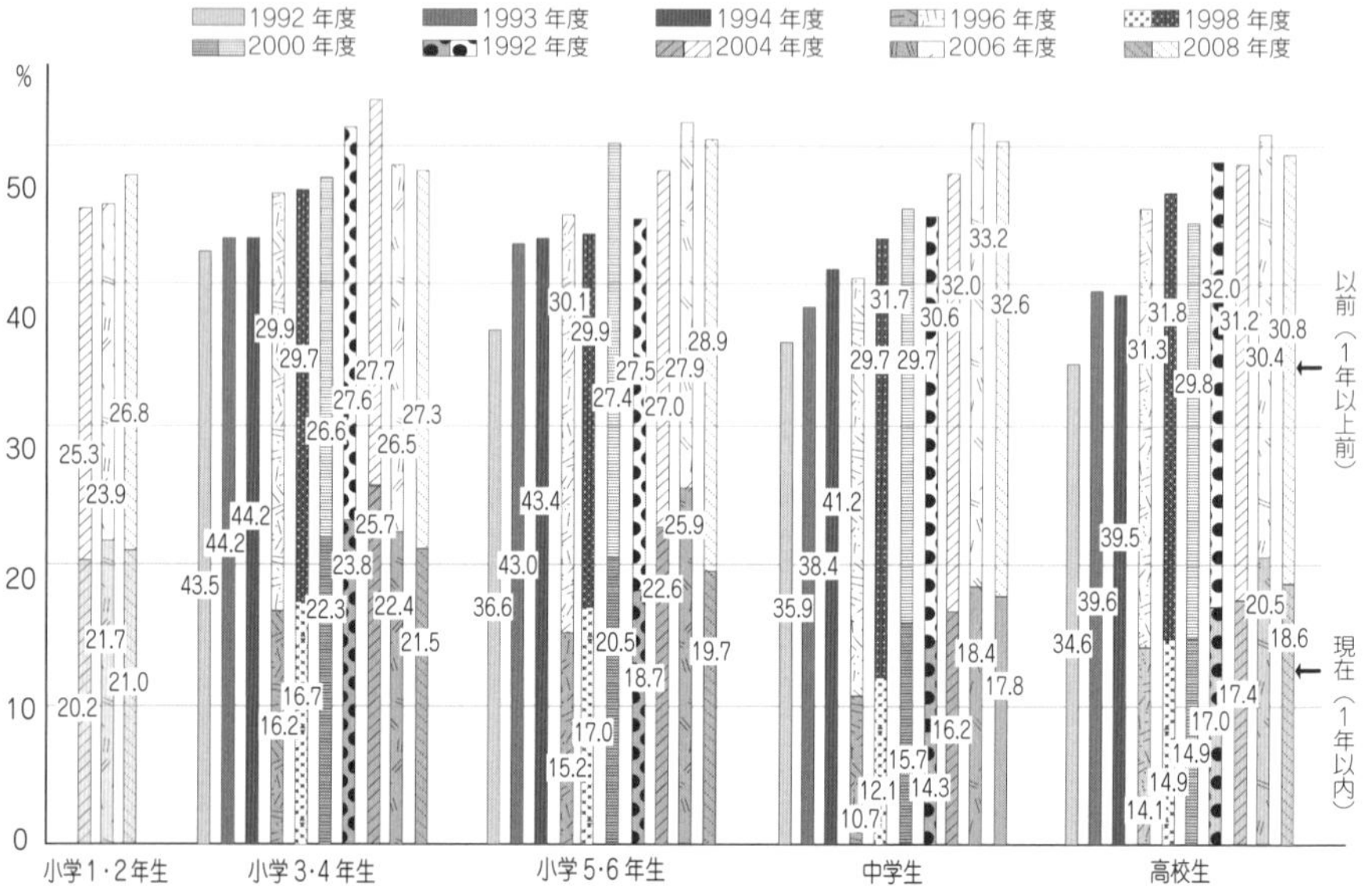

＊日本学校保健会『平成 20 年度児童生徒の健康状態サーベイランス事業報告書』より

調べたものです。これを見ると、医師から「最近アレルギー症状が出てきた」といわれた子どもが男女ともに年々増えてきていることがわかります。

このような調査結果の推移をふりかえってみると、今から30年以上前に「世紀の妖怪」アレルギーは姿を現していたのです。感度のよい政府がそのときに何らかの対応をしていれば、1988年、北海道で起こってしまったそばアレルギーの男の子が学校給食でそばを食べて亡くなるという事故は防ぐことができただろうにと、悔やまれます。

今では、学校の保健室で保健調査票を集計すると、40～50％以上の子どもが何らかのアレルギーを有している、という状況に至っています。

08年3月になって、文部科学省はやっと『学校のアレルギー疾患に対する取り組みガイドライン』を発行しました。各地で教育委員会主催の伝達講習会が開かれ、「学校生活管理指導票（アレルギー疾患用）」で取り組むよう提言されています。

しかし、息苦しさ、めまい、気を失うなどの激しい発作が出てしまったときには「エピペン」（アナフィラキシー補助治療剤）の注射をすると指導されており、多くの養護教諭は医療行為と緊急対応のはざまで戸惑っています。注射を打つ行為は医療行為で、養護教諭には許されていないのです。学校で養護教諭が安心して仕事ができる法的整備と、アレルギーに対する根本的な対策が望まれています。

免疫系の問題

アレルギーとは、異物がからだの中に入った場合に、からだがその異物に反応し、それが繰り返されて反応が過敏になる状態です。「防衛体力」は自律神経系、ホルモン系、そして免疫系で構成されていますが、アレルギーは免疫系のトラブルです。

最近の子どものからだの問題は、単に「行動体力」のところではなく、このような「防衛体力」、とくに免疫系のところにまで変化が及んでいるという理解が重要です。その原因は、からだの変化もありますが、それ以上にからだを取り巻く環境の中に多種類の化学物質が多く出回るようになったからです。

空気中の化学物質の中で、原因が特定しやすい化学物質過敏症については、シックハウス症候群やシックスクール症候群として検討され、解決に向けての対策が立てられました。どの化学物質が、どの濃度だとアレルギー症状を発症するのかが突き止められ、それが「建築基準法」の改正につながったのです。

09年、アレルギーが公式な病名に認定された

1990年の実感調査で、保育所から高校までどの段階でも、先生方が最近増えていると実感する症状の1位にアレルギーが挙げられ、政府はようやく緊張しました。新聞の報道によって、この情報がアメリカに伝わると、アメリカの環境問題の専門家から北里大学の石川哲教授（神経眼科専門）のところにこの調査結果の数値に関する問い合わせがきたそうです。

91年に石川教授たちがこの調査結果の数値を確かめるために私の研究室にこられました。それから、石川教授らが発足させた「日本臨床環境医学会」には、私も入会していろいろと学びました。この学会が化学物質過敏症についての研究を積み重ね、ついに2009年、アレルギーが『標準病名マスター』に収載されることになりました。

90年、アレルギーが最近増えてきたという実感がどの学校段階でも1位になってから19年、やっとアレルギーに関係する病名が公式に認められるところまできたのです。

先生方の実感

30年も前から養護教諭や保育所・幼稚園の先生方が「子どものからだがどうもおかしい」ということ、とくにアレルギーの問題を鋭く感知していたことに敬意を表します。そして、以前から研究してきた者として、やっとここまできたかという思いがあります。

「学校の先生方の実感はあてにならない。それらを調査して何がわかるのか……」

ある県の感度のよい女性教師のつぶやいたこの一言は、今でも私の脳裏に残っています。たしかに、ひとりひとりの実感は不確かなものであるかもしれません。しかし、学校の保健室という子どもの健康の最前線で、健康の専門性をもって、子どものからだのおかしさをとらえた「実感」は、とても貴重なものだと思います。

9 できあがらない「土踏まず」

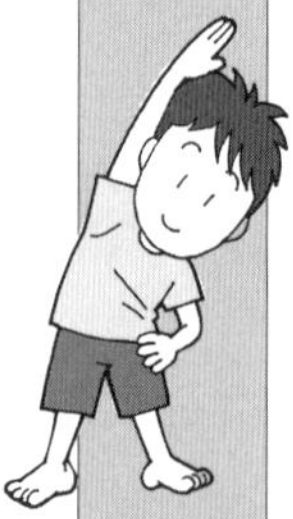

「つまずいて、よく転ぶ」を解明する

私たちが調査を続ける「からだのおかしさ」の中で、調査をはじめた１９７８年以来、いまでも話題の多い事象の一つが「つまずいて、よく転ぶ」です。みなさんの身近に、つまずいて転んだり、転んだときに手が出ないで顔から突っ込んでしまう子どもがいませんか？　みなさん自身は、いかがですか？

転びそうになったとき、通常の反応であれば、足の指にぐっと力が入り、「オットット」と踏みとどまって、転ぶのを回避します。足の指に力が入るというのは、じつは「土踏まず」の発達に関係しています。「土踏まず」はヒトの段階になって形成された特徴です。チンパンジーの足裏にはありません。

ご存じのように、「土踏まず」というのは、足の骨に前後左右のアーチができて、土に触れない部分のことをいいます。私たちは、よく転ぶことと「土踏まず」の関係に注目して、各地で「土踏まず」の調査をはじめました。

そもそも2～10歳の時期に適度な足を使う運動が行なわれることによって、「土踏まず」は発達すると考えられています。「土踏まず」が形成されていない足裏の状態を「扁平足《へんぺいそく》」と呼んでいます。戦前・戦中は、「土踏まず」が形成されていない者は徴兵検査で不合格でした。戦争で長距離を歩くことができないから、という理由でした。

人間は歩くときに、かかとから着地し、足の外側が着いて、足裏全体でバランスを取り、親指でスナップを掛けて蹴り出します。ところが「土踏まず」ができていないと、蹴り出しのスナップが効きません。だから歩くのに大きな力が使われ、長時間歩くことができないのです。

転倒を防ぐためにも、「土踏まず」が作用しているといいましたが、「土踏まず」が発達していれば、足裏全体でなんとかバランスを取ることができるのです。

ちなみに、陸上競技の短距離選手と出産を経験した女性には、一般的に扁平足の方が多いものです。陸上競技の短距離選手の場合は、ダッシュをくり返すと足裏に大きな負荷がかかって、くぼみが伸びてしまうからでしょう。産後の女性の場合は、妊娠中に胎児の重さが足にかかり、「土踏まず」は、崩れてしまうと考えられます。

子どもに「土踏まず」ができていないのを見て、「遺伝だ」と思い込む場合がありますが、「土踏まず」は、足を使った一定の運動を一定量行なえば、必ずできあがります。

「土踏まず」を調査してみると……

「土踏まず」が発達しているということと、運動がしっかりできることに、相関関係が考えられることから、1977年から各地で「土踏まず」の調査が継続的に行なわれてきました。「土踏まず」についてこんな調査結果をもっているのは世界中で日本だけです。

日本では、足裏に朱墨を塗って、両足をそろえて、直立したときの足形を写し取り、「土踏まず」の形成具合を判断しています。また、接地している足裏を写真撮影するピドスコープという器具もあります。

判定の方法は、足型の内側の線と外側の線との交点と第2指の真ん中とを結んだ線を越えて大きくくぼんでいると「『土踏まず』ができた」、両足の「土踏まず」ができた場合に「『土踏まず』ができあがった」と評価します。この判定基準は、足裏研究に熱心だった平澤彌一郎先生が考案されたもので、この線を「Hライン」と呼んでいます。

77年に岐阜県中津川市で、0歳から中学3年生までのすべての子どもに足裏調査を行われると、翌年には、海岸の方はどのような状態なのかと、和歌山県太地町で幼稚園と小学校が足裏調査に乗り出しました。これらの調査によって、きちんと運動をさせることで、小学校卒業までにほぼ全員に「土踏まず」ができあがるという感動的な調査結果が得られました。

これに感動した私は、『子どもの体力』（国民文庫、大月書店、79年）に「土踏まず」のできあがり率の基準を提案してみました。いまでは、小学校入学までには「土踏まず」ができてほしい、というのが私の願いですが、それはけっして不可能な目標ではありません。

「土踏まず」の形成のために

私は「土踏まず」をつくりあげるための運動量は、1日1万歩という仮説を立てています。その論拠としているのは、栃木県宇都宮市の「さつき幼稚園」で、かつて毎月行なっていた「土踏まず」の調査です。長年にわたって取り組まれていた粘り強い調査の結果から、運動量が少ない時期に「土踏まず」が崩れていくことを突きとめられたのです。

その後、各地で行なわれた「土踏まず」についての調査結果の代表的なものを図15で示しました。このうち、「土踏まず形成率」が最低だったのは、岩手・和賀郡の男子でした。僻地のためにスクールバスを導入した地域です。ここでは、不足分の運動量を補うために、学校で子どもたちに運動を勧め、女子はほぼ全員に「土踏まず」ができあがりましたが、男子は70％程度の形成率にとどまりました。男子の「土踏まず」を形成させるには、もっと運動をする必要があったのです。

「土踏まず」の形成に向けて、実効的な運動の例をご紹介します。

とにかく長く歩くことは、「土踏まず」の形成に効果的です。また、はだしや下駄、草履での生活や、はだしでの廊下のふき掃除を勧めている保育園や小学校があります。これは、「土踏まず」形成の面からも有効で、背筋力の強化（130ページ参照）にもに効果が期待できそうです。普

図 15 「土踏まず」の形成率の年齢推移

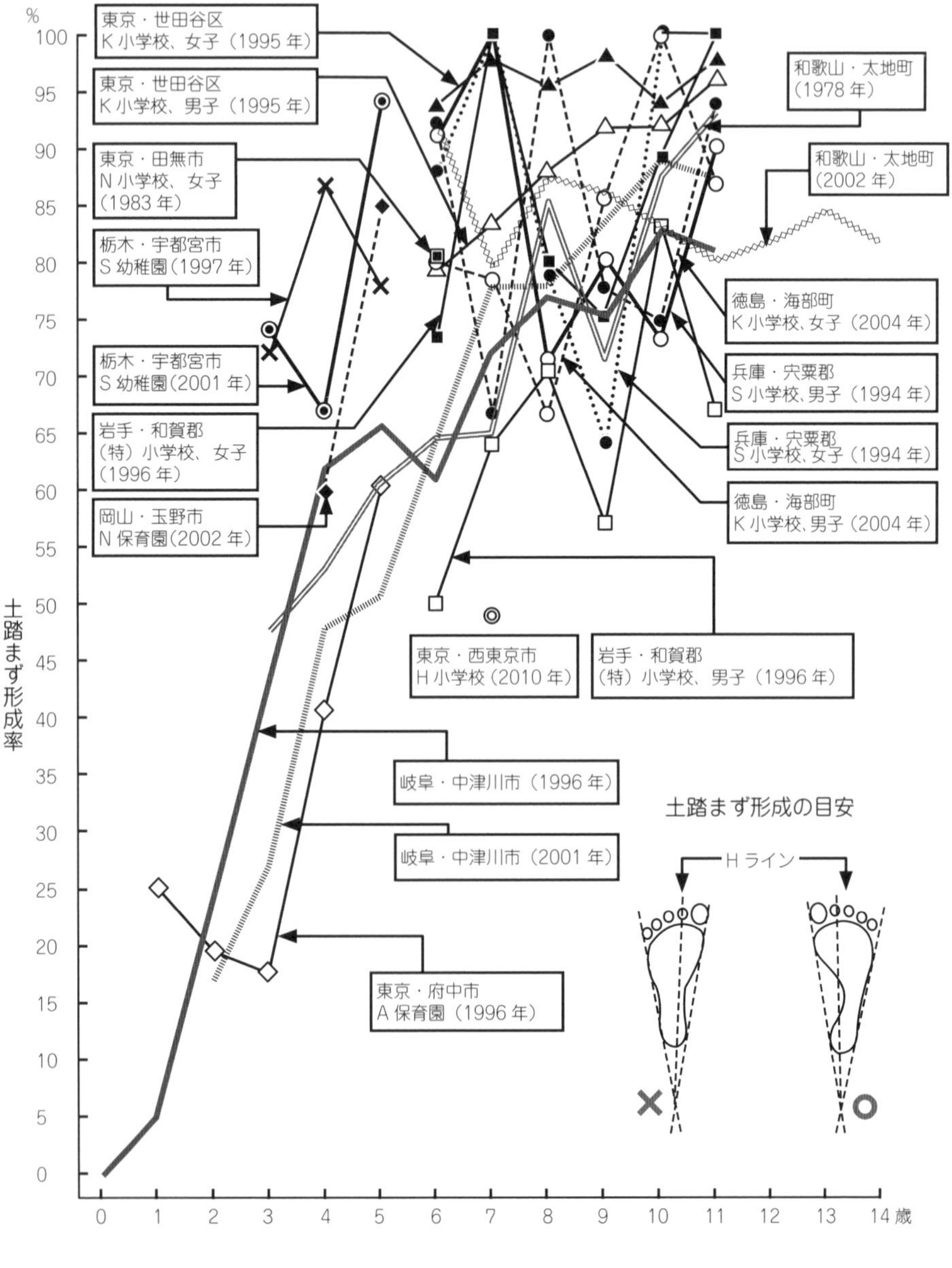

段、靴をはいて、足の指を閉じたまま生活している時間が多い子どもたちには、一層効果的です。

転んだときに手が出せない〝もう一つの理由〟があるのでは⁉

私は、転んだときに手が出せないで顔からぶつかってしまうという子どもたちが増加している問題は、もう一つ重要なテーマを含んでいると考えています。転びそうになったときに手を出すという反応がないのは　胎児期の環境に問題があるのではないか？　ということです。

なぜ、胎児期かというと、この時期はからだの無条件反射が形成される時期だからです。無条件反射とは、熱いものをさわったときにサッと手を引っ込めたり、目の前にパッと指を近づけられると目を閉じてしまうような反応のことです。しかしこれは、あまりにも唐突な予想で、まだ賛同してくれる研究者はいません。また、諸外国にはこのような事故のデータがありません。

とりあえず今できる対策として、「けん・ぱ跳び」を勧めています。「けん・ぱ跳び」は片足と両足とを交互に切り替えて跳ぶ遊びです。これを日常的にしていれば、転びそうになったときに手が出るようにならないか、と気休めに思案しています。

小学校に入学するまでに、「けん・ぱ跳び」ができるようになれば、小学校では跳び箱の腕立て跳び越しを30分以内に跳べるようになるという研究もあります。次ページに図解をしたので、ぜひ子どもたちとやってみてください。

図 16 「けん・ぱ跳び」

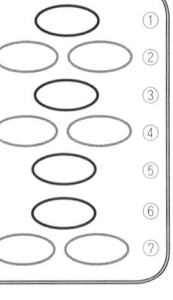

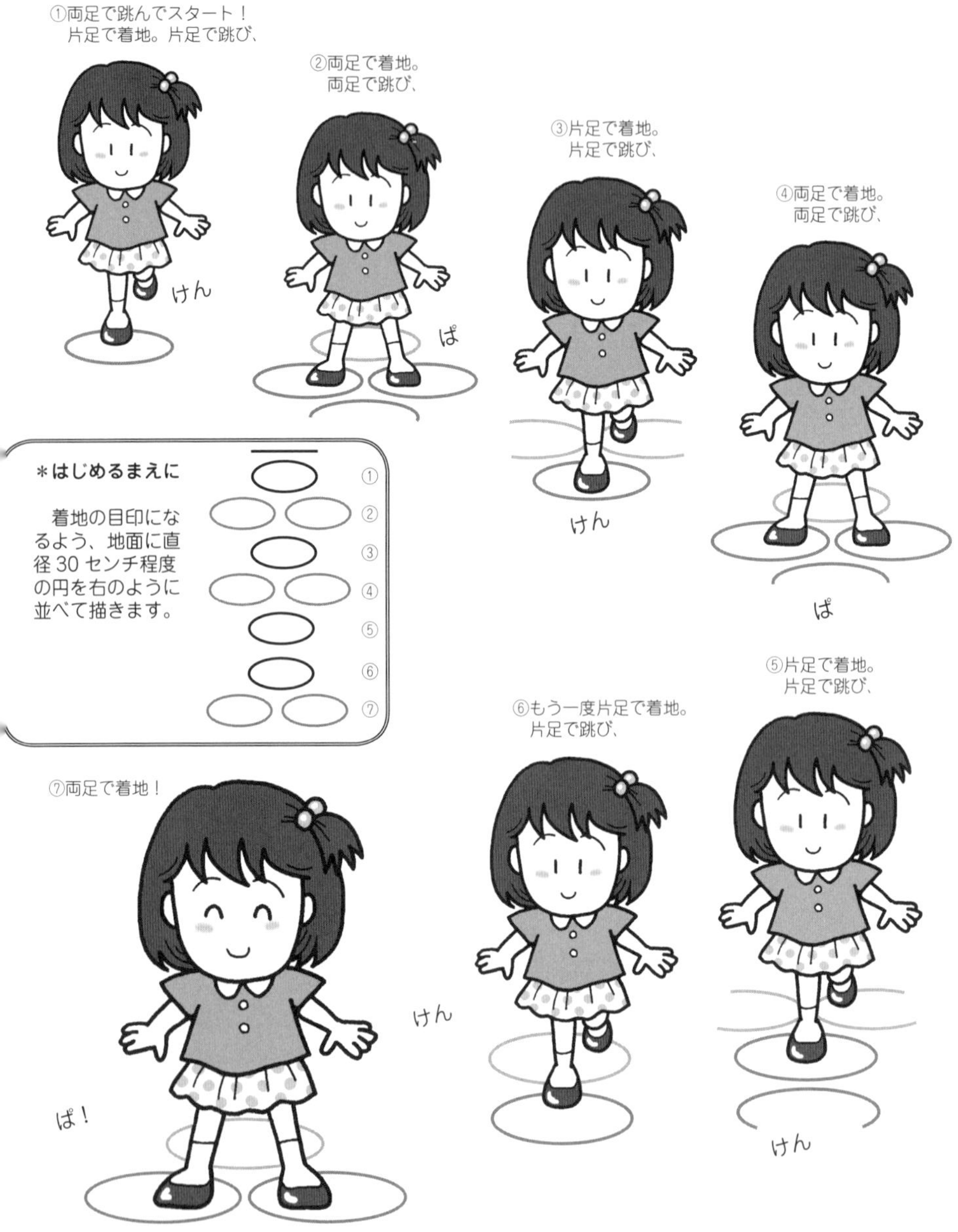
①両足で跳んでスタート！
片足で着地。片足で跳び、
けん
②両足で着地。
両足で跳び、
ぱ
③片足で着地。
片足で跳び、
けん
④両足で着地。
両足で跳び、
ぱ
⑤片足で着地。
片足で跳び、
けん
⑥もう一度片足で着地。
片足で跳び、
けん
⑦両足で着地！
ぱ！
＊はじめるまえに
着地の目印になるよう、地面に直径 30 センチ程度の円を右のように並べて描きます。
①
②
③
④
⑤
⑥
⑦

10 子どもの「視力不良」増加のなぞ

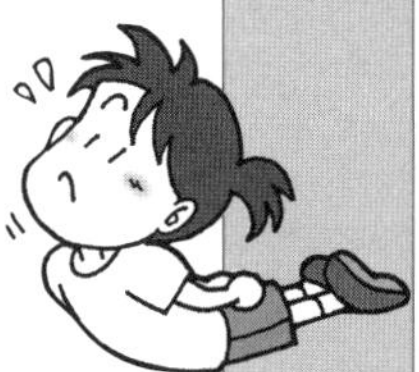

「むし歯」の激減

日本の学校で健康検査がはじまったのは、１９００年でした。その結果は『学校保健統計調査報告書』にまとめられています。図17を見てください。子どもたちの疾病やからだの異常を年次比較しています。

図のたて軸は、疾病・異常の被患率で、何人の子どもに疾病・異常が認められるかを示しています。日本の6年生（11歳）の場合、「むし歯」「視力不良」（裸眼視力1・0未満）「歯並び・歯茎の異常」そして、「鼻・副鼻腔の疾患」と、首から上の部分に疾病や異常が集中しています。ここでは、14歳の子どもたちの疾病・異常調査で第1位に浮上した「視力不良」について考えましょう。

もともと子どもにみられる疾病・疾患は、「むし歯」が視力不良より断然多く、80年には罹患率93・46％と、ほとんどの子どもが「むし歯」という状況でした。しかし、90年には89％になり、その後も年々減少し、２０１０年にはとうとう51％となりました。それでも、「むし歯」はほとん

図 17　5・11・17 歳の疾病・異常被患率の年次推移

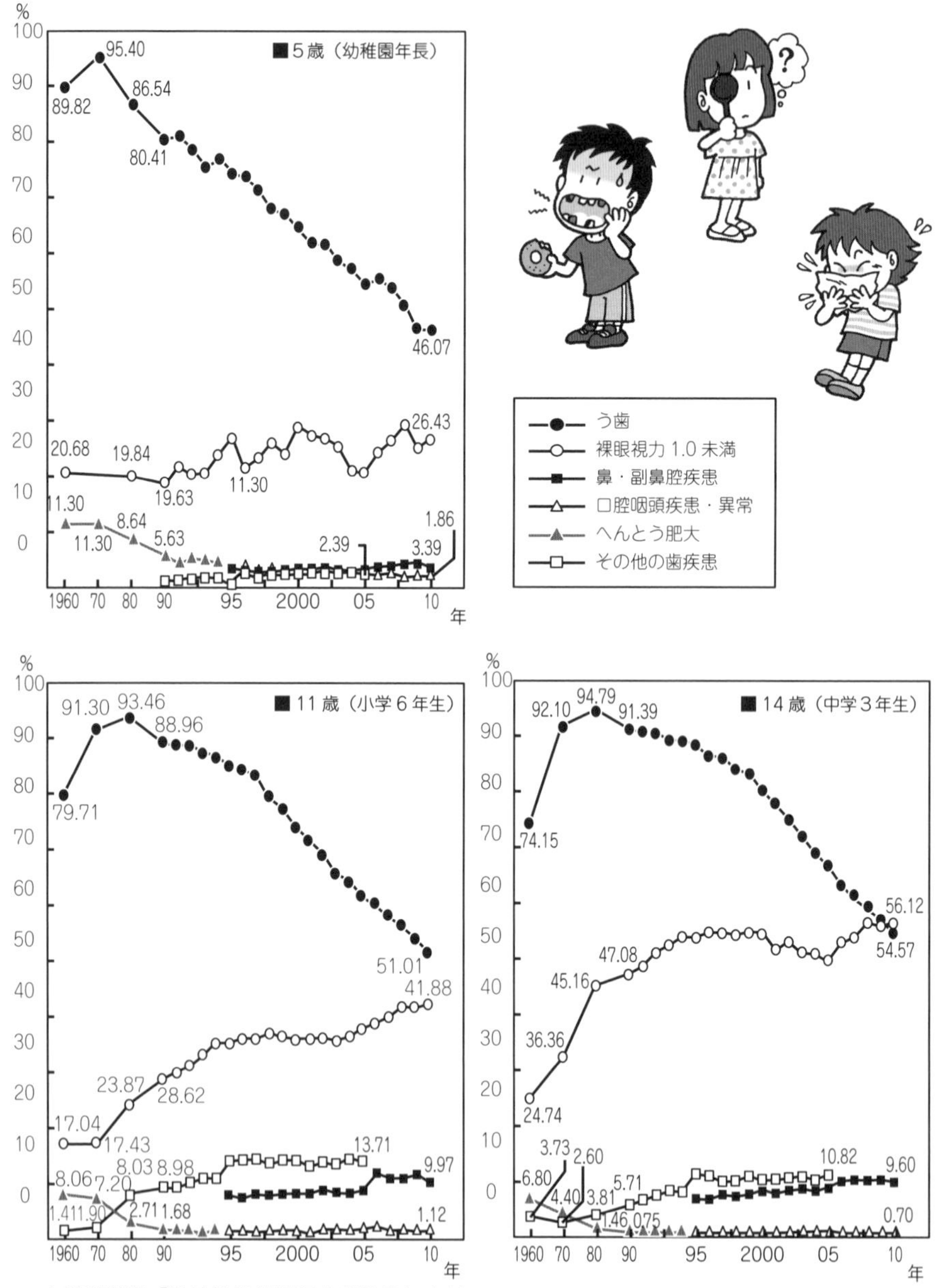

＊文部科学省『学校保健統計調査報告書』より

どの年代で第1位ですし、「むし歯」の問題が解決に至っているわけではありません。

「視力不良」は80年に突然増加、いまや40％に近づく

「視力不良」（裸眼視力1・0未満）の子どもは、「むし歯」の次に被患率が高く、1970年までは小学6年生で17％程度でした。それ以降に増えはじめ、最近では40％を超えています。

「視力不良」の子どもたちのデータが『学校保健統計調査報告書』に出るようになったのは、61年からです。69年までは付録的な扱いでしたが、70〜72年までは参考程度の扱いとなり、学校での視力検査の方法と結果に確信が持てたからか、73年からは本格的に公表されるようになりました。

現在の学校における視力の検査方法は「370方式」といって、0・3、0・7、1・0という三つの指標の視力表を見せるだけのものです。読者のみなさんの中にも経験されている方がいることと思います。この方法は、1992年から採用されています。

次ページの図18は、6歳および11〜15歳の裸眼視力1・0未満の子どもの割合の男女平均値を示しています。裸眼視力1・0というのは、一応裸眼視力が発達したといえる水準です。なお、70年〜72年にかけて、折れ線が途切れています。これは、公式の記録が残っていない年です。

まず、61〜73年までの推移を見てください。「視力不良」は6歳、11歳、12歳で同じような水準を推移していて、、「視力不良」の子どもは増加していません。ところが74年以降、中学生以上で「視力不良」が増加していきます。79年、80年においては、6歳の「視力不良」の数値が一時的に

図 18　裸眼視力 1.0 未満の 6 歳・11 ～ 15 歳の子どもの割合

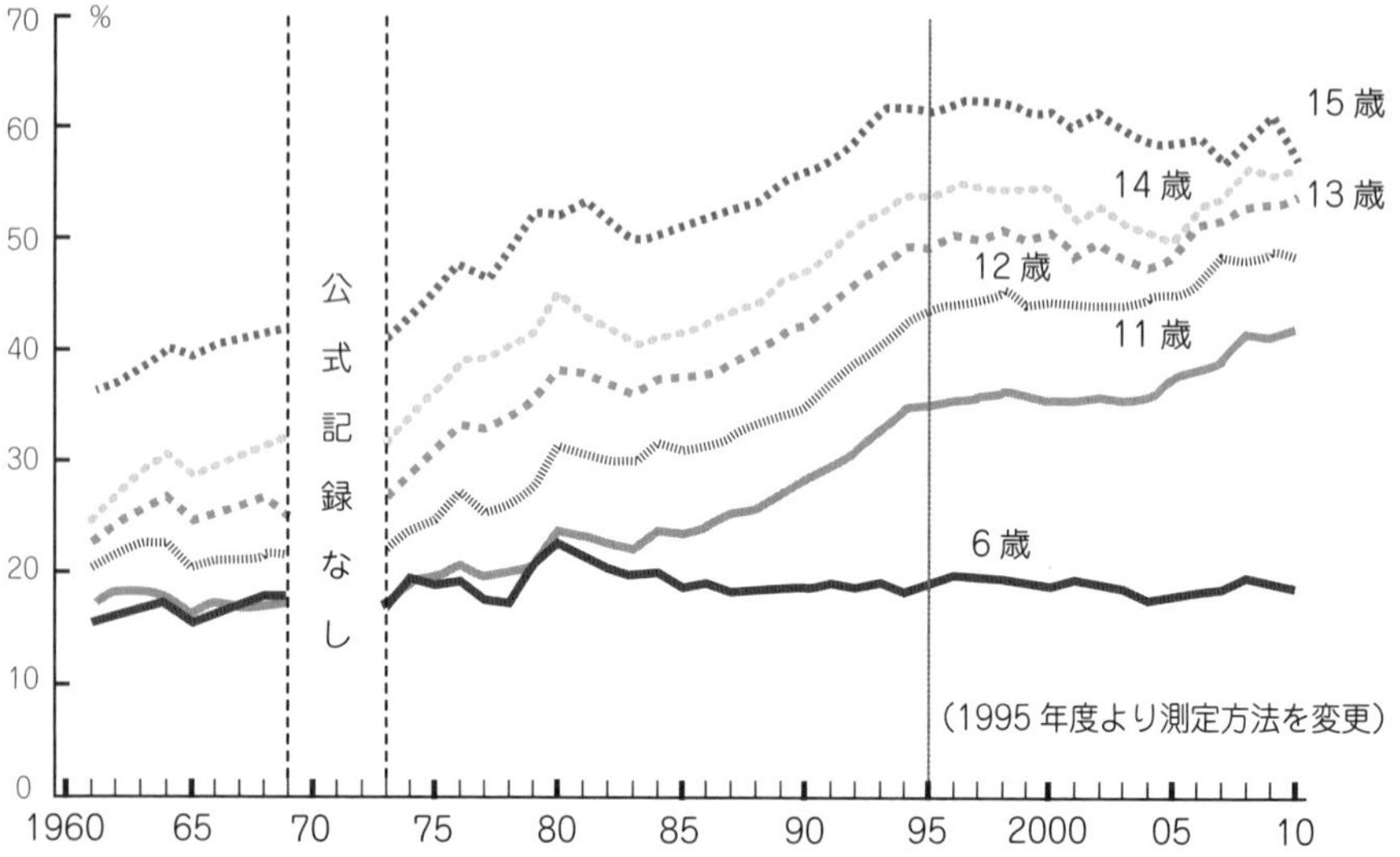

＊文部科学省『学校保健統計調査報告書』より

高くなり、11歳以上でも同様の現象が起きています。

つぎに、図19を見てください。こんどは裸眼視力1・0未満の女子の割合とその内訳を示しています。女子は男子よりもすこしだけ、「視力不良」の割合が多くなりますが、推移などは、男子とほぼ同じ傾向を示しています。

グラフの一番上の線（1・0未満）を見ると、5〜6歳にかけて低下し、7歳以降では年々増加していきます。小学校入学直後の6歳児で「視力不良」が少なくなるのは、全国的な統計がある幼稚園児に、これまで集約統計されていなかった保育所の子どもたちが加わったからでしょう。

さらに内訳を見てみましょう。視力1・0未満0・7以上の割合は、年齢を経ても大差

図19　裸眼視力1.0未満の女子の割合とその内訳

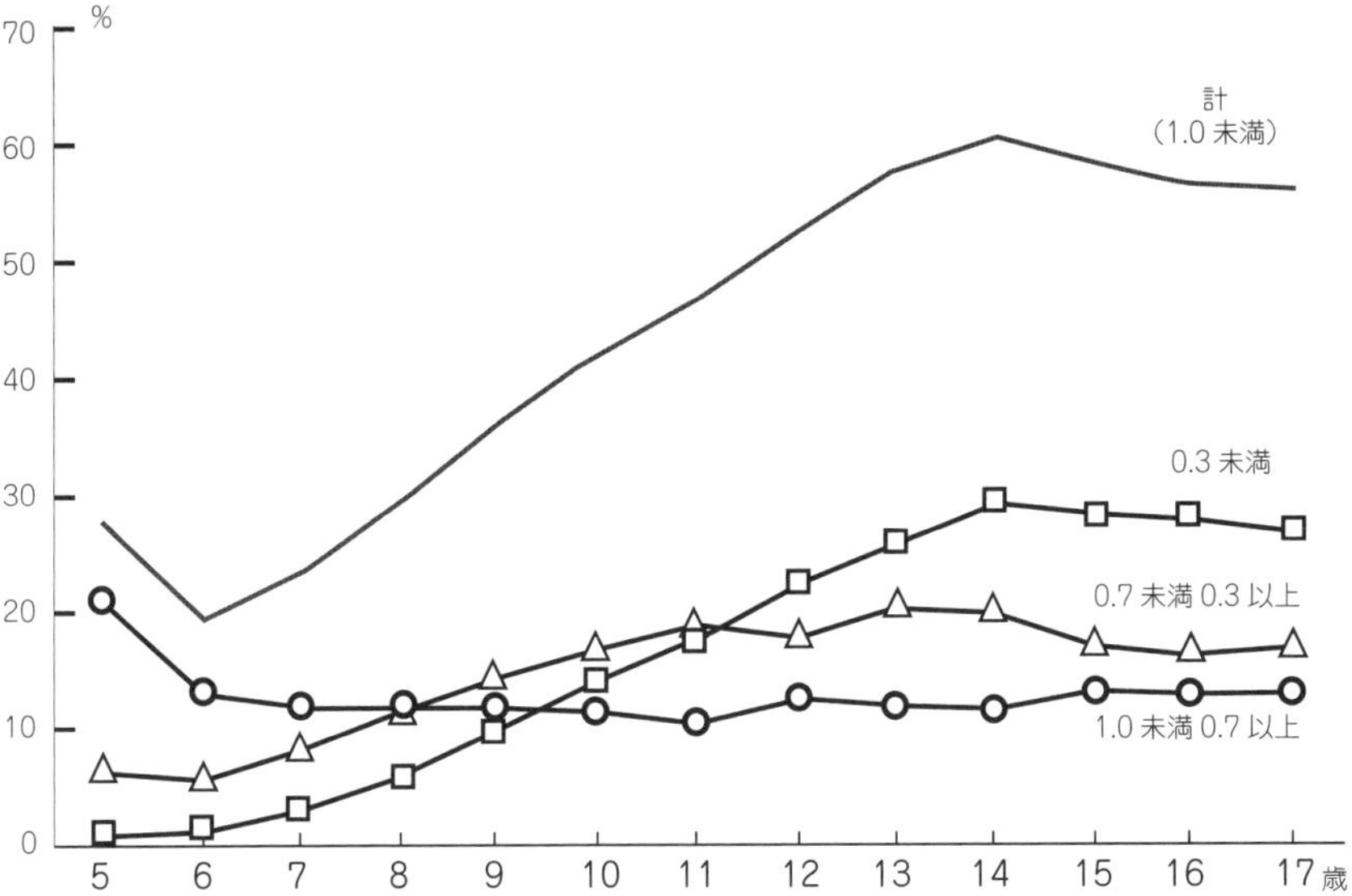

＊文部科学省『学校保健統計調査報告書』より

はなく、0・7未満0・3以上の子どもの割合も、10歳頃まではどんどん増えていきますが、それをすぎると年齢による差は大きくありません。

しかし、5〜6歳の頃から0・3未満の子どもの割合は増える一方です。ですが、女子の場合は13歳をピークに少しだけ割合が低くなります。1・0未満の子ども全体を見ても同じように減っています。

政府は「視力不良」の原因を究明しない

「視力不良」の割合が、このように年々増加しているにもかかわらず、文部省（現・文部科学省）は各学校での視力検査の簡素化を進めました。1992年に、それまでの

0・1刻みの検査から「370方式」に変更し、保護者への通知も、視力検査の結果をA（1・0以上）、B（1・0未満～0・7以上）、C（0・7未満～0・3以上）、D（0・3未満）の4段階のランク付けで知らせるだけという、大雑把なものにしてしまいました。そのため、子どもの視力の状態は、よくわからなくなってしまいました。

さらに、94年の『学校保健法施行規則』改訂により、95年以降は、眼鏡をかけている子は、眼鏡をかけたままで視力検査を受け、裸眼での検査はやめてしまいました。視力検査が、眼鏡の度が合っているかどうかを判定する検査へと変質してしまったのです。

前ページの図18で、タテの線が入っているところが測定方法の転換点です。したがって、ここからは「視力不良」の増加率は横ばいになっています。

このような経過の中で、文部科学省の担当者は子どもたちの健康診断の結果について報告した際、「むし歯の子は年々減少してきているし、視力不良の子は眼鏡をかければいい。その他はそれほど多くないので、日本の子どもの健康状態は天下泰平だ」と評価したそうです。

東京都では、これまでどおりの裸眼での視力検査を行ない、その結果を報告してくれています。その結果から予測できることは、「視力不良」の子どもは、増加し続けているということです。文科省は視力不良の子どもが増加している原因の究明をして、視力の発達不全の場合は、視力を発達させる指導をするなど、もっと適切な対策をとる方向へと転換すべきです。

「視力不良」とゴキブリ退治の相関関係

しかし、健康診断の結果で「視力不良」だけが増加しているのはなぜでしょうか？　本来なら、その原因を探り当て、改善に向けて最大限の力を尽くす責任は国にあるのですが、このグラフの変化に気づいた者として、その責任を感じた私は図書館に通い、まずは新聞を調べました。

まず１９８０年の記事から調べはじめたものの、特にそれらしいものにはいきつきませんでした。ふと前年を調べてみたらこの年がとても暑く、ゴキブリがたくさん出現し、粘着式のゴキブリ駆除剤「ごきぶりホイホイ」が品薄になったという記事を発見しました。

ちなみに、77～80年にかけて、毒性をパワーアップさせたスプレー缶入りの殺虫剤が立て続けに新発売されていました。それまでは、香りでねばねばのシートにゴキブリを寄せ集めて捕獲するタイプが主流でした。

私は化学物質の安全性の研究者ではありませんので、個々の化学物質の毒性については関連書に委ねますが、粘着型駆除剤のように物理的に虫を捕まえるタイプより、化学的に虫を殺すタイプのほうが人間や生態系に害を及ぼす可能性があると考えます。

化学的な殺虫剤には、有機リン系のものと、除虫菊のエキスを取り出したピレスロイド系のものがあります。どちらも神経毒といわれ、神経線維と神経細胞をつなぐシナプスで出るコリンエステラーゼを破壊する働きがあります。

この事実は、ゴキブリ退治のための殺虫剤噴射の影響が、子どもの視力に及んでいたかもしれない、という推測を呼びます。もちろん、使っている人はそんなことを想像しなかったと思います。テレビのコマーシャルで盛んに宣伝していたタレントさんだって気づかなかったでしょう。

07年の「視力不良地図」

私は「視力不良」の子どもが増加した原因を探るために、たまたまこの事実に行き着きましたが、すでに神経眼科の専門家たちは動物実験でこれを探り当てていました。

２００７年に、私は日本体育大学で同僚の上野純子先生とともに、東京都の市区町村ごとに「視力不良」の子どもが多い地域を調べ、この結果から、「東京都の視力不良地図」を作成してみました。

この結果では、もっとも多いのが千代田区で、同区の6歳女子は「要注意ゾーン」（平均標準偏差値＋２σ以内）、14歳男子は「要警戒ゾーン」（平均標準偏差値＋３σ以上）といえる状況を突き止めました。

また、江東、品川、文京、渋谷、豊島の各区と清瀬市で「要関心ゾーン」（平均標準偏差値＋１σ～＋２σ）の数値を示しました。そして、これらの地域のほとんどが東京湾に近い場所であることを突き止めました。

現在、東京湾のゴミ処分場では、ゴミを3メートル積み重ねて、土を1メートルかぶせるという方式を採用しているため、ゴミを積み上げている間にハエが発生するので、有機リン系や、ピレスロイド系の殺虫剤を使用しています。私たちは、こうした殺虫剤が、これらの地域の子どもに「視力不良」を多くもたらしている原因ではないかと、狙いをつけています。

ちなみにアメリカでは、ゴミを捨てるとすぐに土をかぶせる「サンドウィッチ方式」という処理方法を採用しているので、ハエが発生せず、殺虫剤は散布されていないそうです。

ある研究グループが東京湾の風向きを調査しましたが、風は東京湾から北に吹き、そして西に巻くのだそうです。「視力不良」が多い地域は、東京湾の西側に色が塗られている地域が多いという事実と符合します。

また、「視力不良地図」では、都の最終ゴミ処分場がある日の出町（東京都西多摩郡）にも少し色がつきました。この処分場に行ってたずねてみると、ここでは殺虫剤は使用されていませんでした。ですが、ここにゴミを持ち込む以前のところで殺虫剤が使われ、それが持ち込まれてこの地域の子どもたちに影響を及ぼしていることが考えられます。引き続き、観察が必要です。

最近では、ゴミ処分場での殺虫剤の使用量は減少してきているとのことです。しかし、東京都の職員の研修会で「児童館と保育所で年に2回殺虫剤を使用している」という話を聞きました。「子どもがいないときに散布しているので子どもには被害はない」ということでしたが、「職員には少し被害がある……」というつぶやきが聞こえました。

「視力不良地図」は東京都の『学校保健統計書』にも掲載されるようになりました。しかし、視力低下の原因がはっきりと予想されるようになってくると、だんだんその地図の色の塗り方が奇妙なものになっていきました。視力不良が多くない地域が濃い色になったり、あまり地域差が出ないように見せるなど迷走しはじめたのです。

左ページには、私たちが作った最新（２０１０年）の視力不良地図を掲載しました。４年間での変化と共通性から、この問題を考えてみてください。

視力が発達段階の小・中学生は多い

東京都内の中学校養護教諭の舟見久子さん（２０１２年３月で定年退職）は、保健室に保管されていた、小学１〜中学３年生までの視力検査の結果を基にして、子どもの「裸眼視力」は学年が進むにつれてどう推移していくのかを解析してくれました。

舟見さんによると、多くの子どもの裸眼視力が、小・中学校に入学してから目を見張るほど発達したそうです。舟見さんの調査のほかにも、高校で裸眼視力が最高になる子どもが３割もいるという調査結果があります。「視力不良」の子どもが増えているのは事実ですが、個別に検討していくと、裸眼視力の発達が遅れている子どもが、少なからずいると考えられるのです。

ところが、文科省の健康政策に大きな影響を与える日本眼科学会は、子どもの視力に発達不全が起きていることを認めず、日本小児眼科学会では、「小学校に入るまでに裸眼視力は発達し、入学後は発達しない」という見解を維持しています。この見解は子どもの視力の発達を理解するうえで

図 20　2010 年度 東京都の視力不良地図（左＝男子　右＝女子）

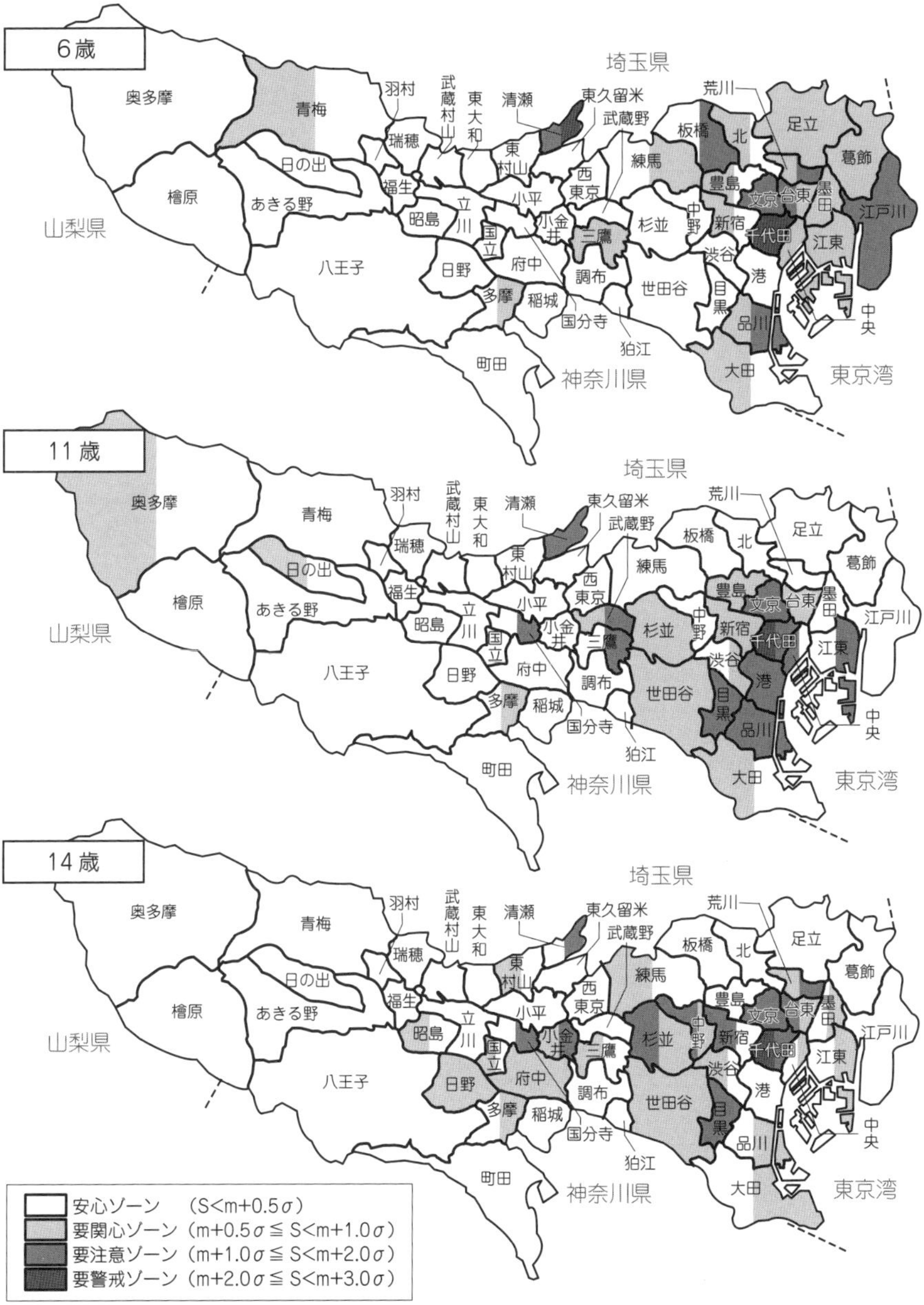

＊東京都教育委員会『平成 22 年度東京都の学校保健統計書』より作成

の支障となっています。

あるときの日本学校保健学会でこんな出来事がありました。さきほど紹介した舟見先生の調査結果を学会で報告した若者に対して、当時の小児眼科学会の会長が「小学校では視力は発達しない」と批判しました。すると、その若者はこう反論したのです。

「それでも、子どもの視力は発達する」

まるでガリレオのようなこの若者の発言を私は鮮明に覚えています。

発達不全には発達を保障する対策が不可欠

健康管理を専門とする上野純子先生は「子どもの立体視」の調査を精力的に進め、裸眼視力の不良ばかりではなく、視機能全般に発達不全が進行していることを明らかにしています。

たとえば、片方の目だけ視力が発達して視力の左右差が開きすぎている子どもや、「立体視」がうまくできない子どもがとても多くなっているというのです。

実際に、ボールが目に当たったり、ボールを受けようとして突き指をするというケガが最近多発しています。この背景に「立体視」がうまくできず、ボールと手指との距離がはかれないという問題があることを実証的に解明してくれています。

高校まで裸眼視力が発達する子どもが少なくないのです。そのうちに遠くまで見えるようになる子もいるはずです。学校での視力検査は、子どもの視力の発達にとって、非常に重要な役割をもっています。ぜひ、0・1刻みの視力検査を復活させて、ていねいに実施してほしいと思います。また、裸眼視力の検査に加えて、立体視や視野の検査なども加え、年々の値の変動を考察し、視機能を発達させるように取り組んでほしいものです。「保護」と「発達」は隣り合わせの問題として、両面から子どもの健康問題を解明することが必要です。

11 「視力不良」・テレビ／ゲーム・長期欠席の不思議な一致

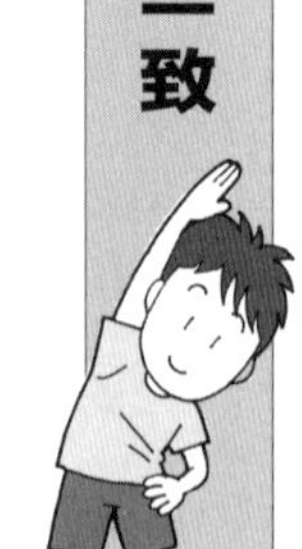

視力低下のもう一つの原因は電磁波

神経眼科の方々は実験によって、視力低下の原因として殺虫剤以外にもう一つ、ある重要な発見をしていました。それは電磁波です。この発見以降、私は日本体育大学の上野純子先生らとともに電磁波の影響についての研究をはじめることにしました。

図21は、国内のテレビやテレビゲームなどの出荷販売額の年次推移を示しています。テレビゲームには、家庭用テレビゲーム、電子応用がん具、金属製玩具が含まれています。

テレビの出荷販売額は、１９７１年に８０００億円を超える高い水準に達し、それ以降、多少の上下はあるものの、ほぼ横ばいで推移しています。70年代から全国の家庭にテレビが行き渡り、テレビが日本人の生活に欠かせなくなっていった経過がうかがえます。テレビゲームの出荷販売額は、85年から急増しています。

85年というのは、テレビゲームの最初の王様ファミリーコンピュータ（通称ファミコン）の発売

図21　テレビ・テレビゲームの出荷販売額と家庭用ゲームの国内市場規模

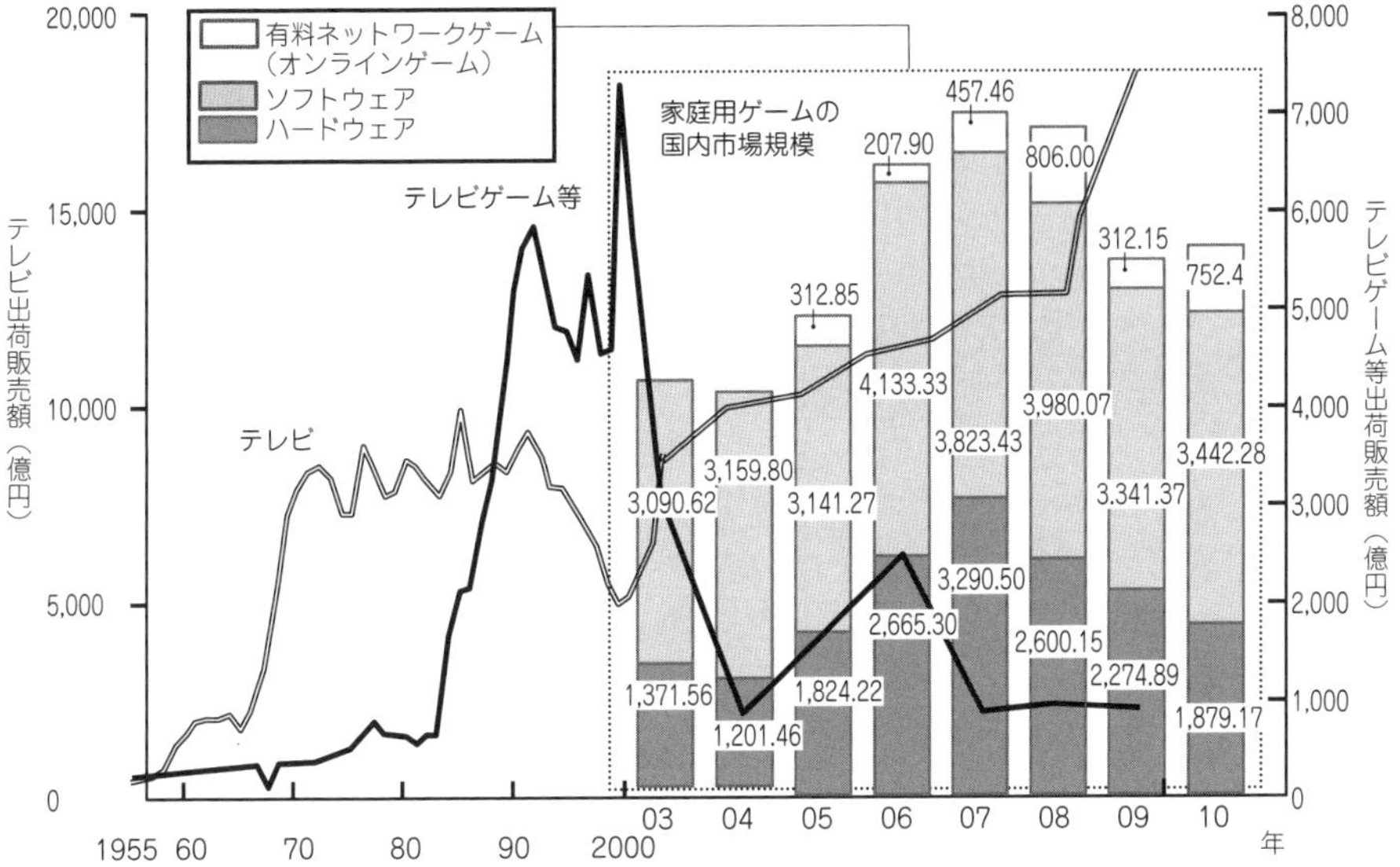

＊経済産業省『機械統計年表』『工業統計表品目編』より
＊一般社団法人コンピュータエンターテインメント協会（CESA）『CESA ゲーム白書』より

から2年後、大人気キャラクター「スーパーマリオ」を使ったゲームが爆発的にヒットした年です。

これらのデータが、「視力不良」の子が増加しはじめた時点との不思議な一致を示しているのです。

予防原則

「電磁波環境」が子どもの視力低下にどのように関連するのか、まだ、充分な解明はされていませんが、電磁波にさらされることによって、眼球のたんぱく質が変成して、視力が低下すると推定しています。

私たちは予防原則に基づいて、「電磁波環境」に注意しようと警告を発しています。予防原則とは、まだ、原因がはっきり解明されていなくても、疑わしいものは被害を事前に避けるための行動を取ることが重要である、という考え方です。

テレビや電子レンジ、パソコン、携帯電話、ゲーム機器など、電磁波が出るものを使う場合には、電磁波の発生源からの距離の二乗に比例して被害が減少するといわれています。機器の利点を活用しつつ、電磁波による人体・生態系へのリスクの可能性をできるかぎり低く抑えるには、なるべく距離をおいて使うこと、そしてできるだけ短時間の使用にすることが賢明な利用法です。

そもそも、テレビやテレビゲームは、長時間にわたって視点を一点に集中させることになり、目に大きな負担となります。利用にあたっては、目への負担の軽減を工夫する必要があります。

こうした予防の知恵は、たとえば放射能の問題や、さきほどとりあげた有機リン系殺虫剤など生活の身近にあるさまざまなものにおいて、もっておきたいものです。

電磁波の影響については、世界保健機関（ＷＨＯ）でも、長年にわたって研究を続けています。１９８７年にはじめて電磁波の環境保健基準を定めて以降、２００３年には超低周波について、05年には通信・放送用の高周波について、基準の改訂が行なわれました。また、急速に普及した携帯電話についても研究が進んでいて、11年には携帯電話を「発がん性を持つ危険有害物質」として指定しました。

先進国社会の日常生活は、電磁波を発する機器に囲まれています。それが、発育・発達途上の「子どものからだ」にどんな影響を与えているのか、みんなが関心のあるところです。日本政府も積極的に調査・研究を推進すべきでしょう。

75年から増加した不登校の子ども

テレビとテレビゲーム機器の出荷販売額の年次推移は、視力不良の子どもの増加以外にもう一つ興味深い示唆を与えてくれます。図22を見てください。

これは、文部科学省が毎年発表している『学校基本調査』の一環として、１９９８年まで公表していた小・中学生の長期欠席者数を、児童・生徒数で割って長期欠席者の割合を求めたものです。

そもそも児童・生徒の数が減ってきている中で、「長期欠席者の数が少なくなっている！」という報道がされることに疑問を感じ、長期欠席者の割合がどのように変化しているのかを見たいと考えたのです。

『学校基本調査』では、52〜98年までは「年間50日以上」の長期欠席の児童・生徒数が報告されてきました。91年〜２０１０年までは、「年間30日以上」の長期欠席の児童・生徒数も集計されています。

まず驚いたのは、戦後年々減少し続けていた中学生の長期欠席者率が76年から増加に転じ、生徒数は年々減少している中でも、それ以降年々増加していることです。病気の子は、反対に調査当初から70年にかけて4倍近く増えましたが、それ以降は年々減少しています。

小学生の「長期欠席者率」も戦後年々減少し続けていたのですが、87年から増勢に転じて、それ以降は年々増加していきます。小・中学校の長期欠席者の割合が増加しはじめる時期と、テレビや

図 22　小・中学校の長期欠席者の割合

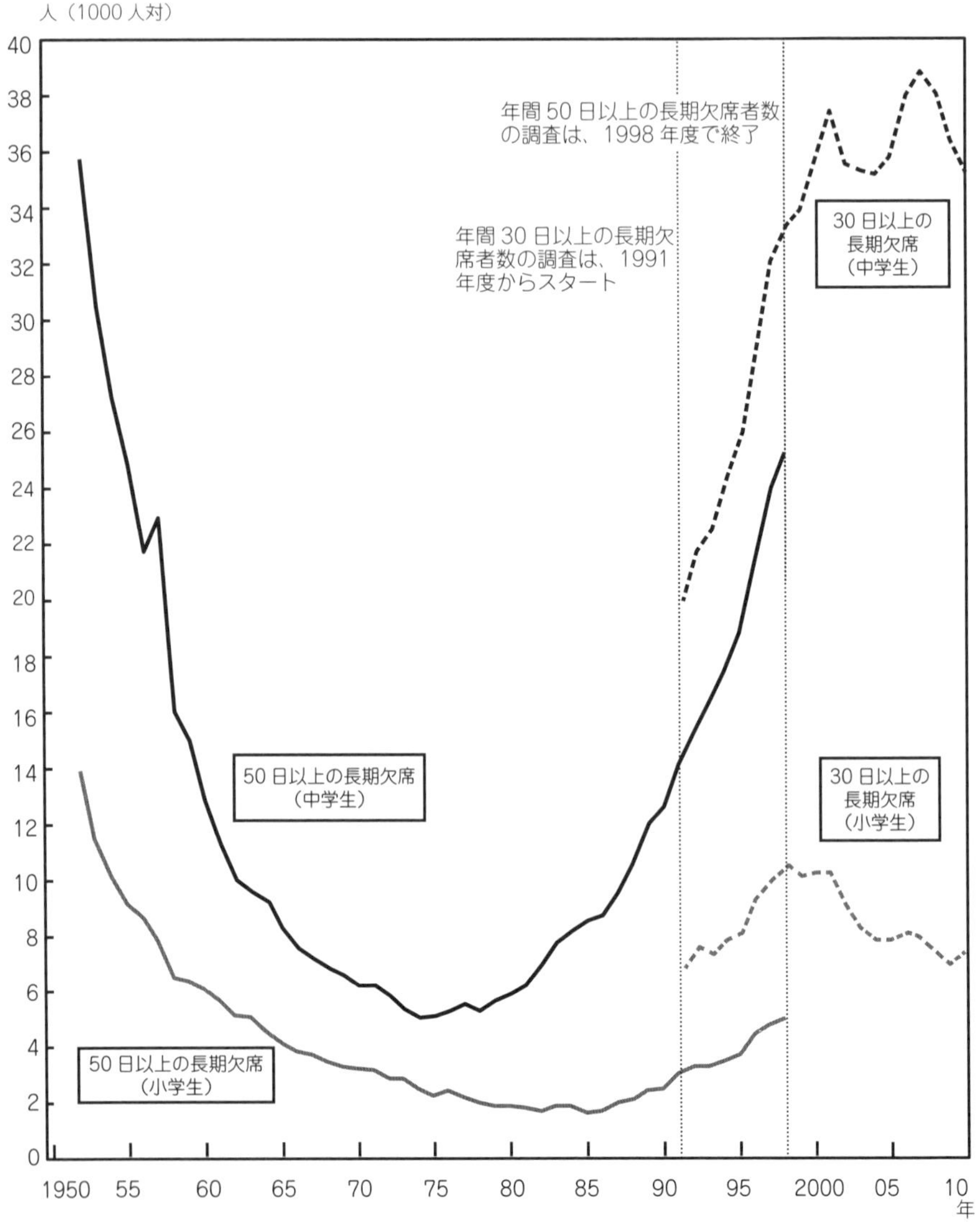

＊文部科学省『学校基本調査』をもとに作成

＊ 2010 年度の数値には、岩手県、宮城県、福島県の数値は含まれない

テレビゲームをはじめとする、「電磁波環境」が一般化したことが、これまた不思議に一致するのです。これにも驚きました。

また、この統計では、長期欠席の理由を「病気」と「不登校」で区別して集計しています。10年のデータで、小学校の30日以上の長期欠席を理由別に見ると、病気が37%、不登校が42・7%、中学校では、病気が13・5%、不登校が77・9%です。小学校では統計をとりはじめてから病気は減少、不登校はじわじわ増加の傾向です。中学校でも病気は減っていますが、不登校は98年以降ずっと70%以上のままです。

不登校の子どもが学校を休んで、家の中でテレビやゲームに熱中しているかどうかを議論したいわけではありません。しかし、いかに、子どもたちが家の中で電磁波にさらされているか、しかも、電磁波によって相当な被害を受けていることを予想させるデータではないでしょうか。

国連が示した懸念

じつはこの図のデータは、1998年5月に開かれた「国連・子どもの権利委員会」で、日本政府からの初回報告書を審査した際に、参考データとして取り上げられ、「学校嫌いの数が看過できない数に上っていることを懸念する」と最終所見の中に盛り込まれました。

その前後から、日本政府は一部の公立学校にスクールカウンセラーを配置させました。

また、長期欠席の児童・生徒数の統計をとる際の基準を「年間50日以上」から「年間30日以上」

に変更しました。

あまりにも素早い対応で、いかにも真剣に長期欠席の問題に対応したかのように思えます。しかし、この変更によって、長年蓄積してきた統計を活用できなくなり、長期欠席の実態を解析することができなくなってしまいました。各都道府県の教育委員会も、これに準じた報告にとどめています。文部官僚は、いかにも早く長期欠席を問題にするかのように対応しましたが、結果として、この問題のこれ以上の解明を不可能にさせてしまったのです。

小・中学生の長期欠席の問題は、たんに学校嫌いとして片づけられない現象でもあります。長期欠席の子どもが、家の中で電磁波や化学物質からの被害を受けているといった、付属的な問題を抱えている可能性もあるのです。

この問題の解決は、何学期も、何年もかかることがらです。もし、子どもが登校できたとすれば、スクールカウンセラーの助力を得ることも可能でしょう。けれど、根本の原因にまで到達できない場合が大多数なのではないでしょうか。国は、子どもの様子を手がかりにして、さまざまな要因を探りながら、腰をすえてこれらの対策にあたることが必要だと考えられます。

12 からだとともに「心」を見守ることの大切さ

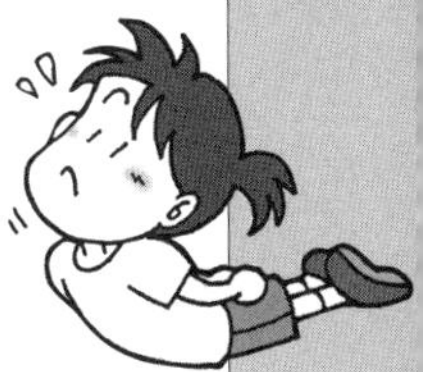

戦争による心の被害をみる

日本の子どもたちのからだの発育・発達について、１００年以上蓄積された資料や現場からの声をもとに、私は50年にわたって研究を重ねてきました。戦争による子どもの発達の影響を身体の面から研究し、第二次大戦中の栄養不足によって明治の中頃までの体格に戻ってしまったこと、戦後の生活の回復によってそれが急速に好転し、からだが大きくなっていることを実証してきました。

太平洋戦争終結から67年、時代は変わり日本の子どもたちは大きくなり、一応「健康」になりました。世界でも１９８９年に「子どもの権利条約」が国連で採択され（90年９月に国際法として発効）、「子どもの権利」という考え方が国際的にまとまりました。

２００９年は、「子どもの権利条約」採択から20年、わが国がこの条約を批准して15年の記念の年でした。また、子どもの権利について命を賭けたユダヤ系ポーランド人の小児科医であり、作家、教育者でもあったヤヌシュ・コルチャック先生の生誕１３０年でもあったということで、11月23日に東京の明治大学で講演と国際シンポジウムが開かれました。

コルチャック先生は、ユダヤ人としてナチス・ドイツに収容され、200人の子どもたちとともに殺された人です。ポーランドは、第二次世界大戦中ナチス・ドイツによるユダヤ人撲滅政策によって、202万5000人の子どもたちの生命を失った国です。

この日は、ポーランドから、長年コルチャック先生を研究しているワルシャワ大学のヴィエスワフ・タイス教授と夫人のワルシャワ特殊教育学アカデミーのバルバラ・スモリンスカ・タイス教授をお招きし、子どもを愛し、尊敬することの真髄を学びました。

お二人は、戦後、戦争の目撃者で被害者である生き残った子どもや戦争孤児たちの「心的外傷後ストレス障害（PTSD）」について徹底的に研究を行なわれたそうです。

この話を聞いて、私はハッと我に帰りました。そして子どもへの戦争被害を、からだと心の両面から研究してこなかったことを反省させられました。

現代の子どもが抱える心のストレス

ひるがえって、現代の子どもたちが抱える心のストレスも無視できない大きな問題になっています。心の被害を考えるとき、子どもの自殺というテーマを避けて通ることはできません。27ページに掲載した子どもの死因をみても、多くの子どもが自殺していることがわかります。

10〜14歳では、2000年に死因の第3位になって以降、ずっと第3位のままです。

15〜19歳では1980年から不慮の事故についで第2位となり、08年についに第1位に浮上しま

図23　10～14歳と15～19歳の自殺率

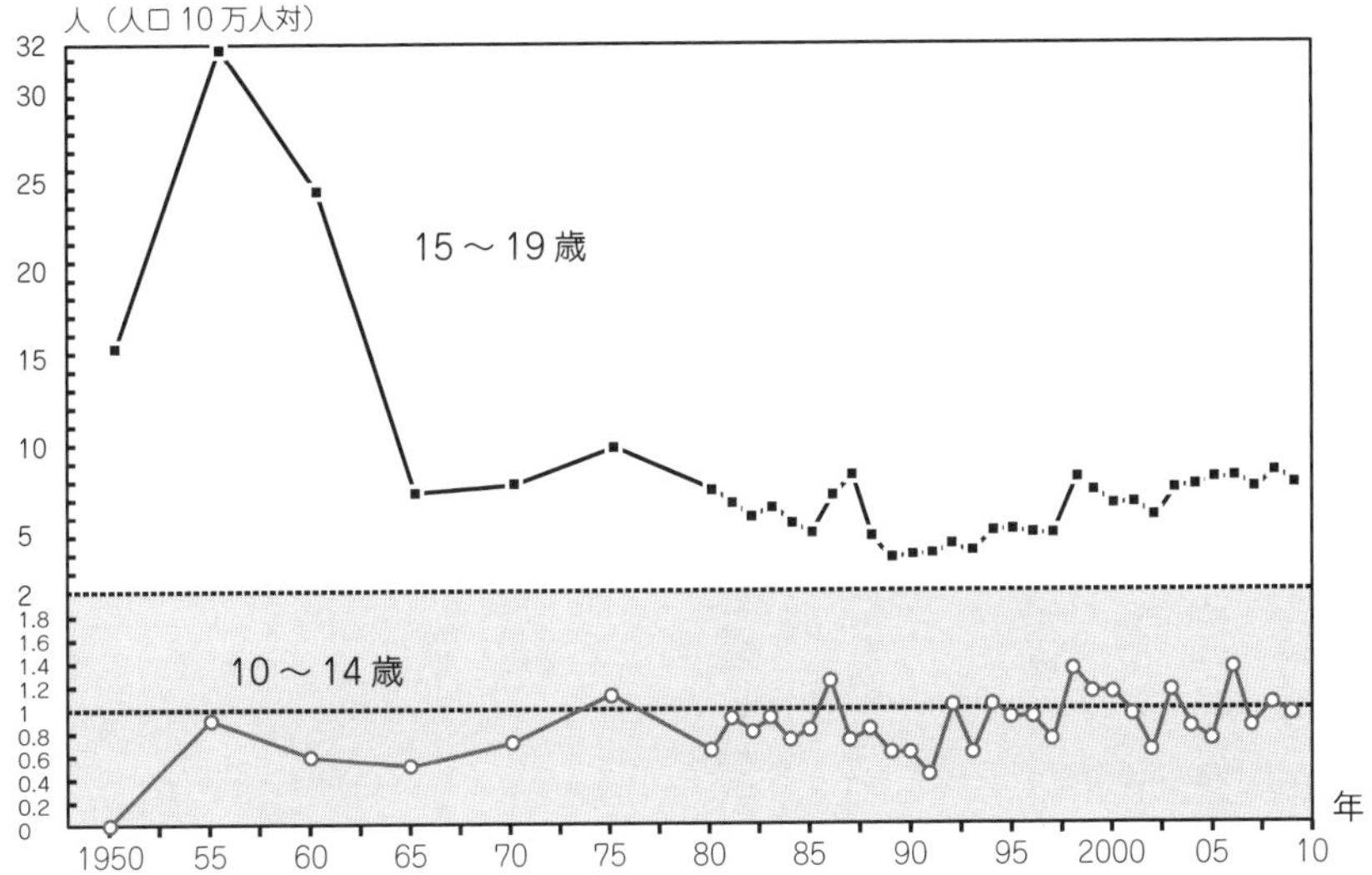

＊厚生労働省『人口動態統計』より

した。不慮の事故によって亡くなる人数が、00年代に大きく減っているにもかかわらず、自殺者数は、５００人前後と多いまま横ばいです。

図23は、10～19歳にみる自殺率の年次推移です。グラフのたて軸は人口10万人対の自殺率で、０～２人と２～32人とで間隔が変則的になった変数グラフを使用しています。

10～14歳の自殺率は１前後を推移しています。最近やや増加傾向というところでしょうか。15～19歳の自殺率は55年が異常に多いものの、65年以降は10以下で推移していましたが、90年以降は増加傾向に入っています。

子どもの「生存」は社会全体で守るべき課題です。幸いにも、新生児・乳児死亡率や幼児死亡率の年次推移は年々低下して、よい方向にいっています。しかし、青少年の自殺が低下傾向にないこと、そしてじょじょに上に向かってきていることには、もっと目を向ける必要があります。

２０１１年12月10～11日に、日本体育大学を会場にして「第33回子どものからだと心・全国研究会議」が行なわれました。全国から保育所や幼稚園の先生、小学校から大学までの保健室の先生方が参加され、最近の子どものからだと心の変化について深刻な現状が報告されました。中でも印象的だったのは、自閉的傾向やうつ傾向の子どもが保育所から増えてきていることが、現場でたくさん実感されるようになってきているということです。

これを聞いていると、「子ども期」を18歳までとしないで、25歳くらいまで伸ばさざるを得ない発達上の深刻な状況がからだと心の両面で進行していることを感じました。

子どもたちが生きる希望を感じられる社会に

２００4年1月、「国連・子どもの権利委員会」は、日本政府が出した定期報告書に対し、つぎの三つの懸念を挙げて所見を出しました。

①若者の自殺率が高く、そして増加している
②自殺および自殺未遂ならびにその原因に関する質的および量的なデータが欠如している
③警察が若者の自殺を取り扱う主要な組織の一つとされている

さらに、若者の自殺およびその原因に関する徹底的な調査を行なうこと、若者の自殺に関する国内計画の開発と実施のためにこの情報を用いることを勧告する、と述べました。これに対応するよ

うに、翌05年７月に参議院厚生労働委員会で、「自殺にかんする総合対策の緊急かつ効果的な推進を求める決議」を採択し、自殺死亡率を引き下げるための総合的な調整をしていくことを決めました。しかし、この決議には、「子ども」や「未成年」といった言葉は出てきていませんでした。

10年６月、「国連・子どもの権利委員会」は、この決議を「歓迎する」と、一定の評価をしつつ、つぎのような指摘とていねいな提案を盛り込んだ勧告を出しました。

8　本委員会（著者注：国連・子どもの権利委員会／以下同じ）は、第2回政府報告審査最終所見に示された勧告のうち、いまだ実施されていないもの（調整及び国内行動計画に関する12パラグラフ、独立した監視機構に関する14パラグラフ、子どもの定義に関する22パラグラフ、名前及び国籍に関する31パラグラフ、体罰に関する35パラグラフ、障害を持つ子どもに関する43パラグラフ、ならびに、青年の自殺に関する47パラグラフに示された勧告を含む）に取り組み、かつ、本最終所見に示された懸念に包括的に取り組むためのあらゆる努力をなすことを締約国（著者注：日本）政府に要求する。

41　本委員会は、「自殺に関する総合対策の緊急かつ効果的な推進を求める決議」を含めて、子ども、特に思春期の子どもの自殺に対応するための締約国政府の努力に留意するが、子ども及び思春期の子どもによって自殺がなされていること、ならびに、自殺及び自殺未遂に関　連する危険要因に関する研究が欠如していることを、依然として懸念する。本委員会は、また、子ども施設における事故が、このような施設において安全最低基準が遵守されていない　ことと関連しているとの情報を懸念する。

42　本委員会は、子どもの自殺の危険要因に関する研究を行うこと、予防的措置を実施すること、学校にソーシャルワーカーによるサービスと心理相談サービスを提供すること、及び、子どもの指導に関する仕組みが困難な状況にある子どもにさらなるストレスを与えないよう　に確保することを締約国政府に勧告する。本委員会は、また、子どものための施設を備えた機関が、公立であろうと私立であろうと、適切な安全最低基準を遵守することを確保することを締約国政府に勧告する。

（福田雅章・世取山洋介訳より抜粋）

私は『子どものからだと心白書２００８』でこんな提案をしました。

「（自殺したい）子どもたちは〝何かのサイン〟を発しています。ポーランドの小児科医、コルチャック先生が子どもたちに接したように、『子どもの言い分』を聴き、子どもを愛し、尊敬すること、『最善の方法』を考え出すこと、そして精一杯いのちを全うしてもらうよう祈り、子どもたちにかかわり、あたたかい社会に変える必要があるでしょう」

そして、子どもが日常生活から受けているからだと心の被害を、さらに徹底的に研究しなくてはならない、と気持ちを新たにしました。

第2部

子どもの「発育・発達」を科学しよう

13 子どものからだ　110年の変化をみる

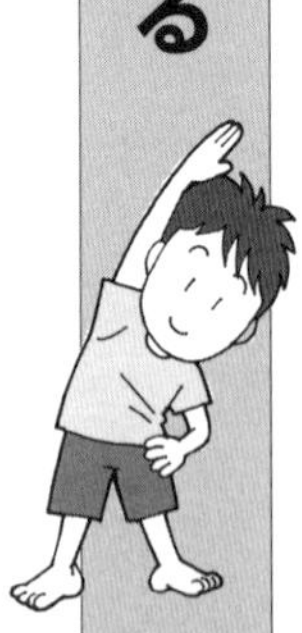

110年分の高度な調査

子どものからだが、現状どうなっているのか、今後どうなっていくのか、そのために、いま何をしたらよいのか、ということについて、具体的に証拠を出し合って議論できるのは、世界広しといえども日本だけです。なぜなら、子どものからだの発育や発達の変化を追っていくには、とても「高度」な調査が必要だからです。日本では1900（明治33）年から、学校に通っている子どもを対象に、同じ方法で同じ精度で「体格検査」が行なわれてきました。

この検査の原点は、さらにさかのぼること今から140年前（1872年）に実施された「活力検査」です。なお、明治政府に文部省が創設されたのは、その前年のことです。また、翌1873年には、徴兵のための身体検査が行なわれていました。

この活力検査では、身長、体重、胸囲、臂囲、指極（両手を水平に伸ばしたときの右手中指から左手中指の間隔。身長とほぼ等しい）のほかに、力量（懸垂）、握力、肺量（息を吸う、吐く、平

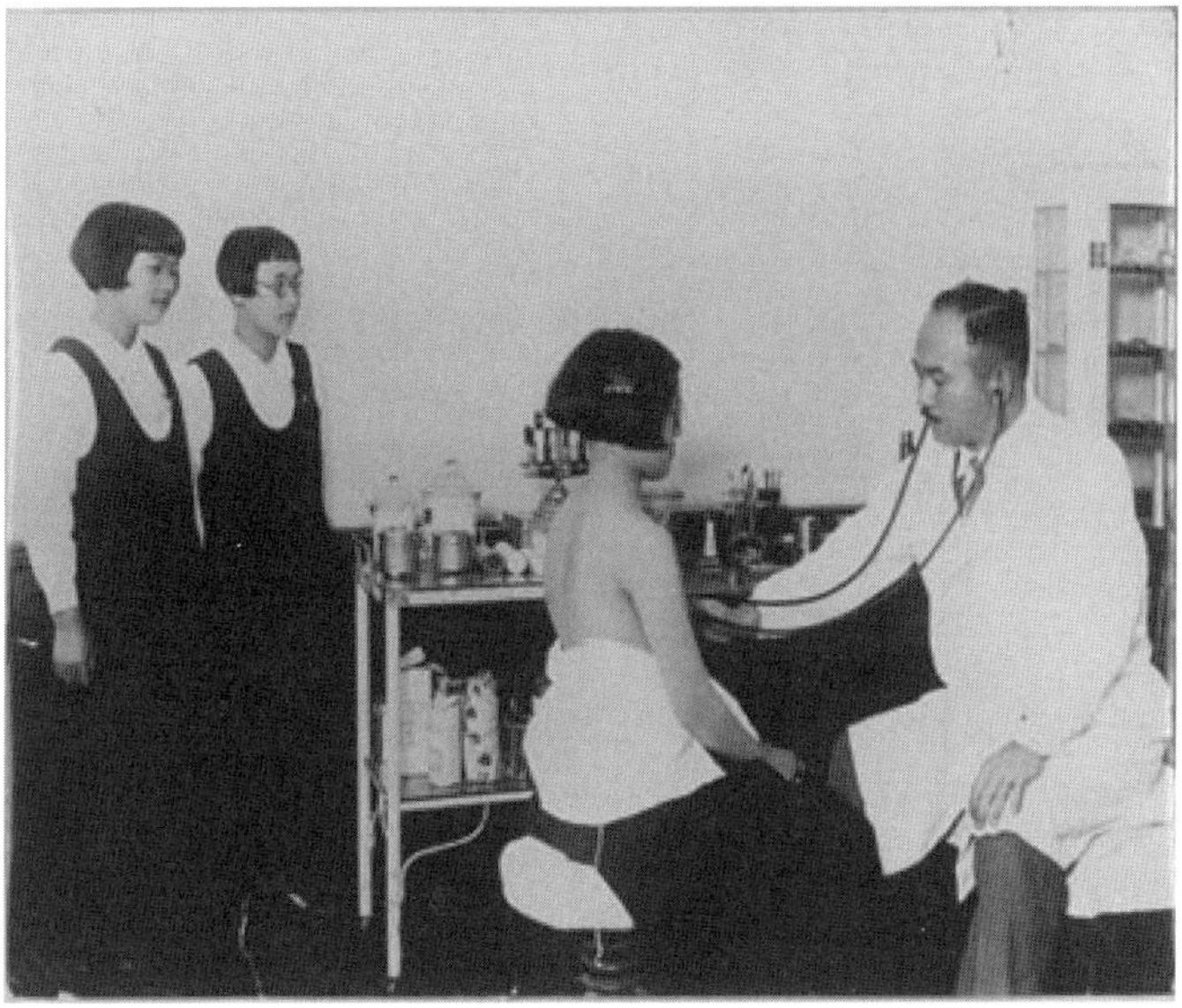

1938年の府立第六高等女学校の体格検査の様子
(お茶の水女子大学所蔵)

時の肺活量を測定)、視力検査が行なわれました。

これは、そもそもアメリカ人医学者のジョージ・A・リーランドによって伝えられた軽体操(普通体操)の効果を測るために、東京の体操伝習所で行なわれたものです。

その後、1888年12月28日に文部省は直轄の各学校に対し、毎年4月に定期的に活力検査を実施するよう訓令を出しました。なお、この日はいまも「身体検査の日」とされています。

そして00年、子どものからだを細かく知ることで、病気の予防なども含めた教育環境を改善するのに役立たせようという目的で、「体格検査」がはじまりました。こうして紡がれてきた子どもたちのからだの記録は、現在、「学校健康診断」として引き継がれているのです。

この人類学の貴重な資料ともいえるすばらしい記録をもとに、日本の子どもたちのからだがどのように変化してきているのか、ということを具体的に議論していきましょう。

身長と納税との相関関係

戦中派の私たちからすると、最近の子どもたちは見上げるくらい背が高くなっています。栄養不足が蔓延していた戦中派の子どもたちは、背が高くなることができなかった人が多いのです。しかし戦後、子どもたちには学校給食が行き届き、全体的には栄養が足りています。

今から50年以上も前のことですが、私たちの研究室では当時、生活の実態と体格の相関関係を調べるため、納税額と身長との関係に着目した調査をしていました。そして、東京都で納税額が最高だった「新宿区」と最低だった「足立区」の子どもの身長を比べると、出生後から中学校卒業まで1歳分の差が続くことを見つけていました。

一方で、在日朝鮮人学校と日本の小・中学校での体格測定の結果が得られました。その結果を比較してみると、身長の数値はほぼ重なっていましたが、体重は、在日朝鮮人学校の小学生男子が低く、女子では小・中学校で低いという結果でした。また、座高では在日朝鮮人学校の方が男女とも中学校で低いというものでした。

しかし、図1を見てください。同様に２０１０年に行なわれた在日朝鮮人学校と日本の小・中学

図１　在日朝鮮人学校における身長・体重の加齢的推移

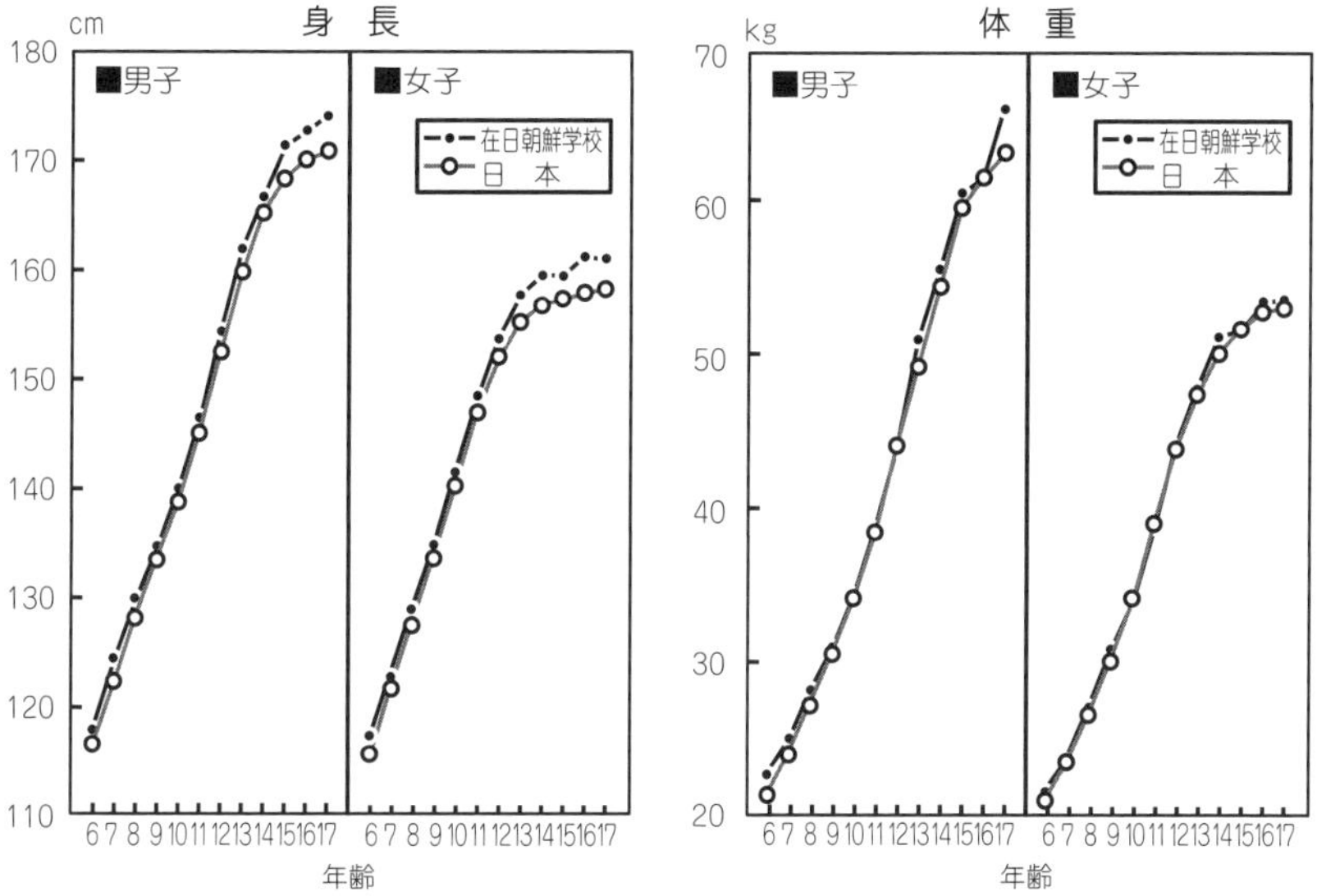

＊資料提供：在日本朝鮮学校中央保健委員会

生の体格測定の結果を比較したものです。この図を見ると6～14歳までは、ほぼ数値は重なっています。高校生になると、在日朝鮮人学校の方が身長、体重ともに男女ともに日本の子より上回っていきます。

この一致は、07年度のデータでも同じように見られました。両者の体格差がほとんどなくなったというデータを見て、私は、一般的には日本にいる子どもたちに「栄養の差」がなくなっていることを推察しました。

グラフの一致に着目する

2005年10月18日に、当時「国連・子どもの権利委員会」の委員をされているクラップマンご夫妻を、現在私が会長になっている「日本子どもを守る会」がお招きして、国連で採択されたばかりの「乳幼児期における子どもの権利の実践」という一般所見の意義をお聞きする機会がありました。「囲む会」が終わって、ご夫妻を宿舎までお送りした際、お土産に『子どものからだと心白書』を贈呈しました。するとクラップマンさんは、当時の白書のグラフに注目して、「これは、これは！」と感心されたのです。

私はどちらかというと、どんなに小さくてもグラフの違いに注目する癖がありますが、クラップマンさんはこの程度の差異を気にせず、むしろグラフの一致に注目して、日本人の子どもと在日朝鮮人学校の子どもの体格が、ほぼ同じような発育状況であることに目を向け、栄養摂取の面で日本の子どもとの間に差がないと評価し、安心されたのでした。

日本人と在日朝鮮人の遺伝の差

２００８年度版の『子どものからだと心白書』では、「日本人の子どもに比べて在日朝鮮人学校の子どものほうが、身長も体重も座高も大きい様子を観察することができます」と解説しています。在日朝鮮人学校には給食制度がないそうですから、各家庭は子どもたちに十分な栄養を摂らせるためにとても努力し、結果として、現在の状況が叶ったのでしょう。

栄養の摂取状態は同じようになって、体格の発育過程がほぼ同一になっても、発育が終わる高校の時期には、北方系遺伝子がより強いという遺伝要因によって、在日朝鮮人学校の子どもたちの方が、南方から海上の道に通って日本に到達した〝混血〟の日本人（相対的に小柄な体型）の子どもより大きくなっているのだろうと推測しています。

背は高くなる

いまの日本の子どもたちの体格には、どんな特徴があるでしょうか?

１０３ページの図２は、成長がほぼ止まる17歳（高校３年）の体格の変化を表しています。戦争によるからだへの影響がみられなくなり、高度経済成長がはじまる１９６０年の値を基準（１００）として、子どものからだの変化がわかるように示しています。

身長の伸び率を見ると、目を見張るほどの急成長は、90年代半ばから男女ともにほぼ止まっています。身長は安定期に入っていると考えてよいでしょう。

座高に注目してみると、男子では年々大きくなっていることがわかります。身長の伸びほどではありませんが、胴体も下肢も大きくなっています。

ところが女子では、身長の伸びと比べると胴体がほとんど大きくなっていません。女子は下肢が長くなり過ぎていることがわかります。背筋力（腰の力）の低下が、下肢の成長を促進している結果になっていると推定しています。

男子の体重の異常な増加と女子の脚長化

一方体重は、男女それぞれに特徴的な変化が見られます。１９６０年代、女子の体重は身長の伸び以上に増加しています。しかし70年代になって停滞・低下を繰り返しながら次第に増加しています。身長の増加を上回って体重が増えつつある様子が読み取れます。

とりわけ八つの調査項目の中で、男子の体重だけが異常な増加傾向を示しています。90年代後半の一時的な低下をのぞいて、増加の一途と言えます。食べたいだけ食べて、動きたくないので動かない、というような男の子の心の状況が目に浮かびます。

本書の基になった連載を『しんぶん赤旗』に寄稿していた時、大阪市の小学校教諭山中崇さんから専門的で貴重な研究資料を教えて戴きました。山中さんは、90年度までの10年ごとで6〜17歳の身長の傾向を調べていました。すると、50年には53・2センチ、90年では53・6センチと、40年間でたった0・4センチしか身長の伸び方が増えていなかったのです。ちなみに07年は54・2センチでした。

山中さんの調査では、50年の小学1年の体格を基準（100）としてその伸び幅をみることができます。それによると、同じ90年の高校3年の体格は男子で身長149・0、体重284・3、座高141・5と、それぞれ大幅に大きくなっていることがわかります。。女子は身長141・7、体重274・3、座高136・4でした。男子の方がやや大きくなっています。

図2は、1960年のデータを基準（100）にして、高校3年の体格を比較していますが、男女ともに、体つきはしっかりとしてきました。なかでも、男子の体重がずば抜けて増加していることがよくわかります。いま男子の体重が異様に重くなり過ぎているという私の心配を裏付けてくれ

図2　17歳の身長・体重・胸囲・座高

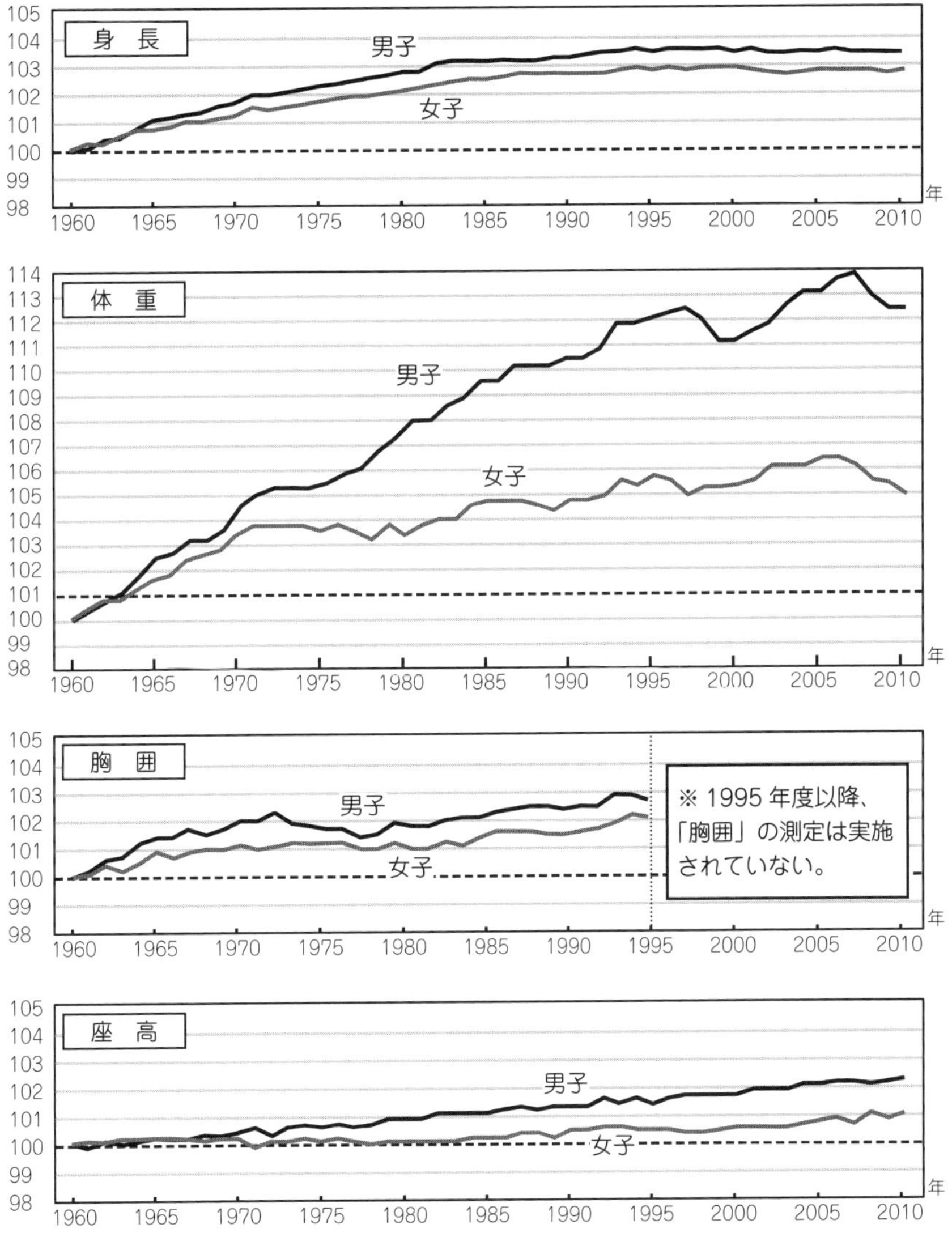

＊1960 年の結果を 100 として算出
＊文部科学省『学校保険統計調査報告書』より

てもいます。

50年当時の子どもや青年の体格に関する資料を蔵書している大学は東京大学、金沢大学、山口大学だけでした。東京大学教育学部の図書室で資料を見せてもらいましたが、ぼろぼろでコピーもできず、数値を筆記しながら、山中さんの研究心に脱帽しました。

体重増加と心と生活の問題

男子の体重の異常な増加はこれから大きな問題になってくるでしょう。そして、体重増加の背景にある心や生活の問題が心配されてくるでしょう。

48ページで、幼稚な「そわそわ型」が男子で中学生以降になっても少なくなっていかないという仮説をたてましたが、大脳・前頭葉の興奮も抑制も育たない幼児タイプの子どもは、生活上もなかなかアクティブになっていきません。

おまけに「土踏まず」の調査からわかるように、子どもたちの運動量は以前と比べて圧倒的に少なくなっています。データから男子の心と生活の問題を予想していましたが、この問題が体重の異常な増加として、現れてきていると私は考えています。

余談ですが、図2では少しずつ大きくなってきていた胸囲の測定が、1995年度以降中止されました。残念なことです。発端は、ある小児科医による指摘でした。それは、学校で胸囲を測定することが、女子児童のプライバシーに関係する……、という不可解なものでした。

14 体力低下がいわれて半世紀

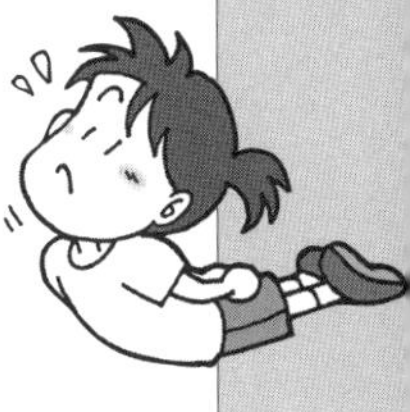

時代ごとに変化する「子どものからだ」

1939年以降、国の体制がかわっていく影響で、体格検査はやむをえず中断します。戦争中は全国的に、子どもに限った話ではありませんが、目に見えて栄養不足が起きていました。戦前までは次第に大きくなってきていた子どもの体格も、戦争が終わって3年後の1948年に『学校衛生統計』として検査を再開してみると、検査開始当時の水準にまで戻ってしまっていたのです。それでも戦後、栄養状態が次第に回復すると、平和な時代の訪れに対する喜びを爆発させるかのように、今度は子どもたちはめきめきと大きくなり、戦前の水準をはるかに超えていきました。

ちなみに、私は15歳で終戦を迎えました。小学生のときは偏食で過ごし、当時から牛乳や豆腐などタンパク質を好み、小学4年生から陸上競技の走り幅跳びの専門にさせられ、踏み切り足は「土踏まず」がなくなる「扁平足《へんぺいそく》」になってしまいました。6年生のときといえば、中学の入学試験に鉄棒の「蹴上がり」が出るというので、庭に鉄棒をつくってもらい、一生懸命に練習し、なんとか

「蹴上がり」ができるようになりました。野球もやりましたが、体つきはやせ型ののっぽでした。

中学3、4年のときは、学徒動員として工場で働きました。私は病院で消毒用の蒸気をつくる「缶焚《かまた》き」という作業をしました。いまでいう、ボイラーマンの仕事です。この頃から偏食はなくなり、何でも食べられるようになると、筋肉労働によってがっしりとした丈夫なからだつきになってきました。

高度経済成長期に入った60年代に入ってすぐに、「子どもの体力が低下してきたのではないか」ということが実感されるようになってきました。そして口々に子どもの体力低下がいわれるようになりました。その実感の根拠は、オートメーション化された工場では、青年が一日仕事を続けられなくなっている、という事実への心配がひろがったことにあったようです。

当時の文部省はいち早く「体力研究会」を組織し、この問題を議論し、子どもたちの体力と運動能力を調査する「スポーツテスト」の準備をはじめました。そして64年に「スポーツテスト」が全国的に実施されます。

1964——日本の体育学元年

1964年というのは、日本の体育学やスポーツ史にとって、エポックともいえる年です。勘の鋭い方はお気づきかと思いますが、東京オリンピックが開催された年です。

官民挙げてのこの一大イベントで、日本チームは16個の金メダルを獲得しました。その数だけを見れば、アメリカとソ連に続く第3位の獲得数でしたが、政府はもっとメダルが取れると期待していたので、「日本の青少年の体力は低下しているのだ！」というキャンペーンをはじめました。オリンピック閉幕の約2カ月後には、「国民の健康・体力増強対策について」の基本方針が閣議決定されました。また、世界のトップ選手の技術と身体能力をはじめて目の当たりにし、おかしな劣等感を抱いてしまった国民の側からも、「体力つくり国民運動」に共感が寄せられていきます。

当時の調査結果で、とくに体力低下を示す証拠はありませんでしたが、学校では、休み時間をつぶして「業間体育」を行ない、体力強化を奨励しました。しかし、子どもの体力は低下しているという実感はなくなってはいきませんでした。半世紀近くも引きずり続ける「体力低下のトラウマ」を原動力に、大人たちは子どもの体力低下を指摘し続け、子どもたちは体力つくりに励んでいました。

ちなみに、東京オリンピックの金メダル16個というのは、２００４年のアテネ五輪での金メダル数とまったく同じです。水泳の北島康介選手が2種目で金メダルを獲得し、「チョー気持ちいい」の名言が生まれたこのときは、大方が「よくやった」という評価でした。

「スポーツテスト」と「新体力テスト」は人類の宝物

１９６４～97年度まで実施されてきた「スポーツテスト」と、98年度以降、それを引き継いで行なわれている「新体力テスト」の結果は、毎年『体力・運動能力調査』報告書として公表されています。いま、「子どものからだ」をテーマに議論をするうえで非常に有効であるこの人類的な〝宝物〟を使わない手はありません。なお、それぞれのテストは、高校生や20歳以上の大人も調査対象に入っていますが、この本では、小・中学生の調査のみについて考えていきます。

●「スポーツテスト」（小学5年生以上）

〈体力診断テスト〉

反復横跳び（敏しょう性）、垂直跳び（瞬発力）、背筋力（筋力）、握力（筋力）、伏臥上体反らし（柔軟性）、立位体前屈（柔軟性）、踏み台昇降運動（持久性）

〈運動能力テスト〉

50メートル走（走力）、走り幅跳び（跳躍力＝中学生以上）、ソフトボール投げ（投力＝小学生のみ）、ハンドボール投げ（投力＝中学生以上）、斜め懸垂（筋持久力＝小学生・中学生以上の女子のみ）、懸垂腕屈伸（筋持久力＝中学生以上の男子）、ジグザグドリブル（調整力＝小学生のみ）、連続逆上がり（調整力＝小学生のみ）、持久走（全身持久力＝中学生以上）

●新体力テスト（小学1年生以上）

反復横跳び（敏しょう性）、握力（筋力）、上体起こし（筋持久力）、長座体前屈（柔軟性）、

50メートル走（走力）、ソフトボール投げ（投力＝小学生のみ）、ハンドボール投げ（投力＝中学生以上）、立ち幅跳び（跳躍力）、20メートルシャトルラン（全身持久力＝中学生以上は持久走も選択できる）

「スポーツテスト」では、体力診断テストは、調査対象を10歳（小学5年生）以上としていましたが、これはよく考えて設定されていたと思います。10歳というのは、全力を出すということが理解できるようになる年齢なのです。当時これを考えた文部省の担当者と、それに協力した体育学者たちは、とてもまじめな方々だったのでしょう。

そのまじめな気質は、調査の二つの特徴にもあらわれています。

一つ目は、からだの力である「体力」とその力を運動の場面で外に出した結果としての「運動能力」とを区別して調査していることです。それによって、子どもたちの体力と運動能力との食い違いから、問題の所在を正確に突き止めることが可能になり、日本の体育教育の制度的な欠陥も浮き彫りになってきました。日本以外の国ではこの二つをごっちゃにして調査されています。

二つ目は、この調査の結果に基づいて体育授業の目標が明確にされ、それが盛り込まれた学習指導要領を学校の先生方が懸命に実践しようとしたことです。

図３　体力診断テストの合計点（平均値）

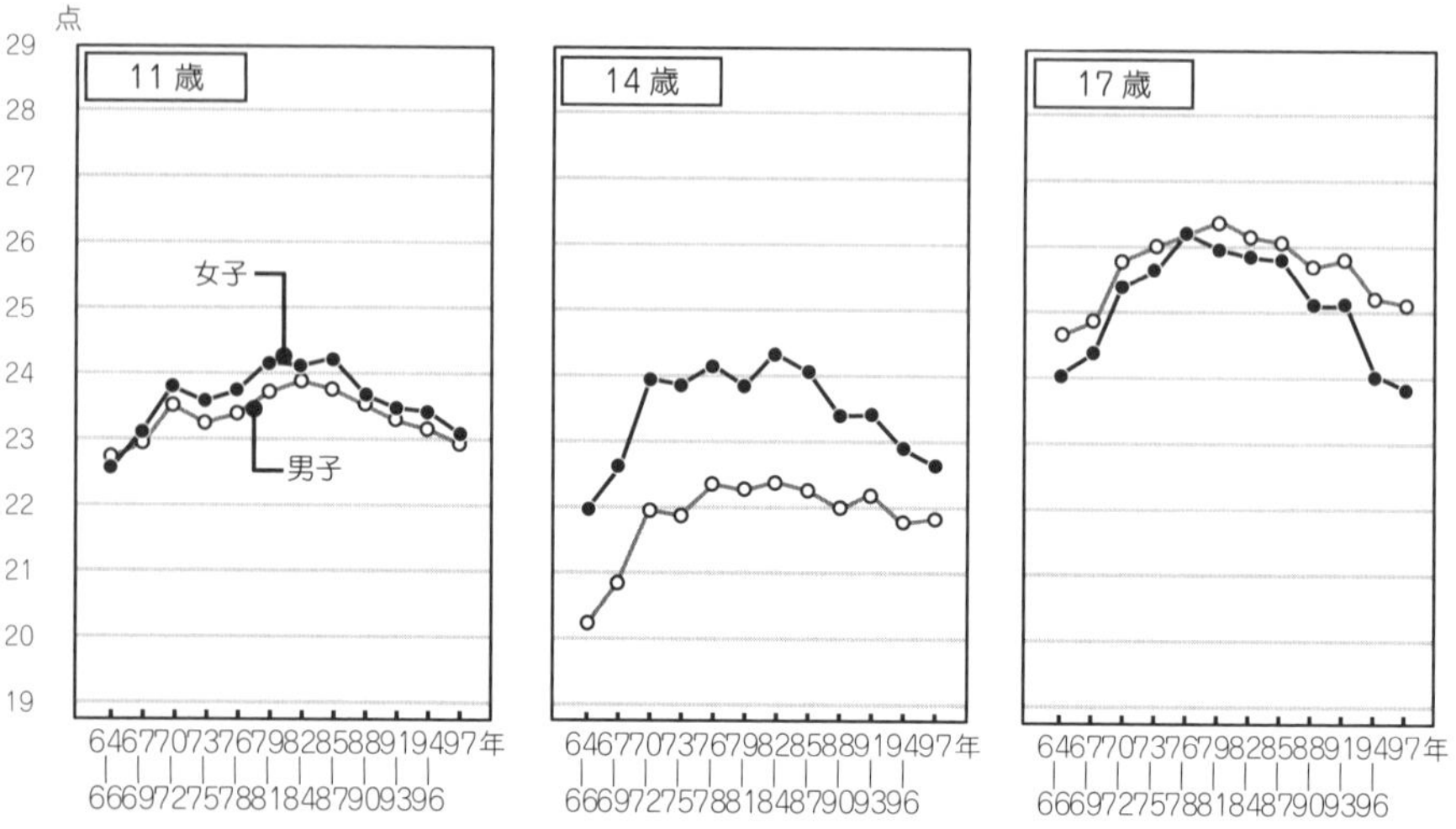

＊文部省（1997 年）『体力・運動能力調査報告書』より

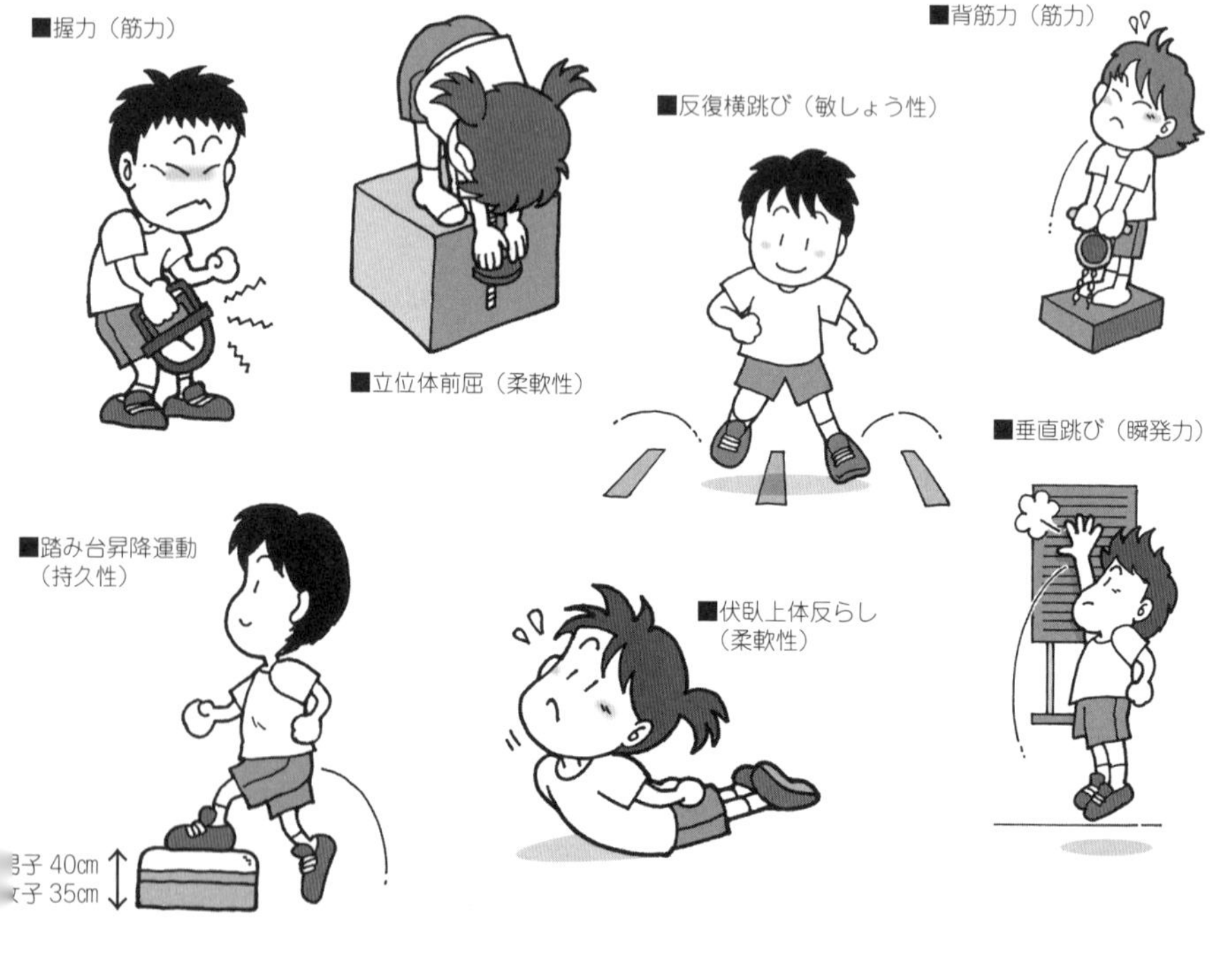

「体力診断テスト」の検査結果が示すもの

図3を見てください。これは「スポーツテスト」の体力診断テスト7種目の点数を合計した値の年次推移です。当時の学習指導要領が力点を置いた「運動がうまくなる」ことを目的とした取り組みが実施されていた60年代は、体力が向上していました。

70年代は、「業間体育」が導入され、休み時間までつぶして体力向上に取り組んでいた時代です。このときは「からだが強くなる」ための取り組みが実施されていましたので、やはり、体力は高い水準で維持されています。70年代までは「体育の授業時数」は週3回ありました。

80年代に入ると、「楽しい体育」がめざされました。体育の授業で体力を重視しすぎたことへの反省でした。実際、それまでの体育教育では、体力向上が重点目標でした。「楽しい体育」は、それへの反省、あるいは反動だったのです。しかしそれでも、80年代も「体力」は、概ね高い水準が維持されていました。

ところがどうでしょう。80年代後半から体力は下方傾向。90年代には、体育の学習目標は「もっと楽しく」とあいまいなことが強調され、体力は、やはり下方傾向が続きました。80年代後半といえば、ファミコンなどのテレビゲームが大ブームとなり、時代の変化にともなって子どもたちのライフスタイルが変化していった時期です。そうした社会的な要因も含めて、さまざまな角度から子どもの体力の傾向を検討して、体育教育のありかたについて考えてみてほしいと思います。

15 体育教育の制度的欠陥

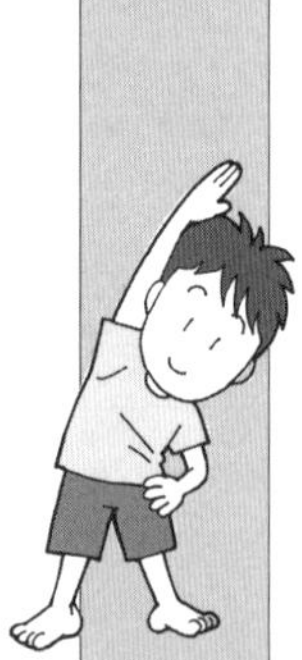

「運動能力テスト」の検査結果が示すもの

左ページの図4は運動能力テストの合計点の平均値の年次推移です。

小学6年（11歳）、中学3年（14歳）、高校3年（17歳）という、各最高学年における運動能力の水準の推移を示したこの図では、それぞれの学年で、１９７０～80年代に運動能力のピークがあることがわかります。つまり、東京オリンピックを機に体育教育を重視してきた60年代からの体育の取り組みが、運動能力については一定の成果を出した時代ともいえます。

しかし、11歳の年次推移を見ると、やはり体力診断テストの結果同様、「もっと楽しくやろう」をめざした90年代に、運動能力がどんどん低下していきます。14歳と17歳でも、運動能力の低下は見られますが、基本的には、何とか下げ止まりができていると見ることができます。

小学校と中学・高校の学校体育には、実は制度上の大きな違いがあります。それは、専門家の配属の有無という差異です。体育の専門教師が中学・高校と、私立の小学校には、配置されています

図4　運動能力テストの合計点（平均値）

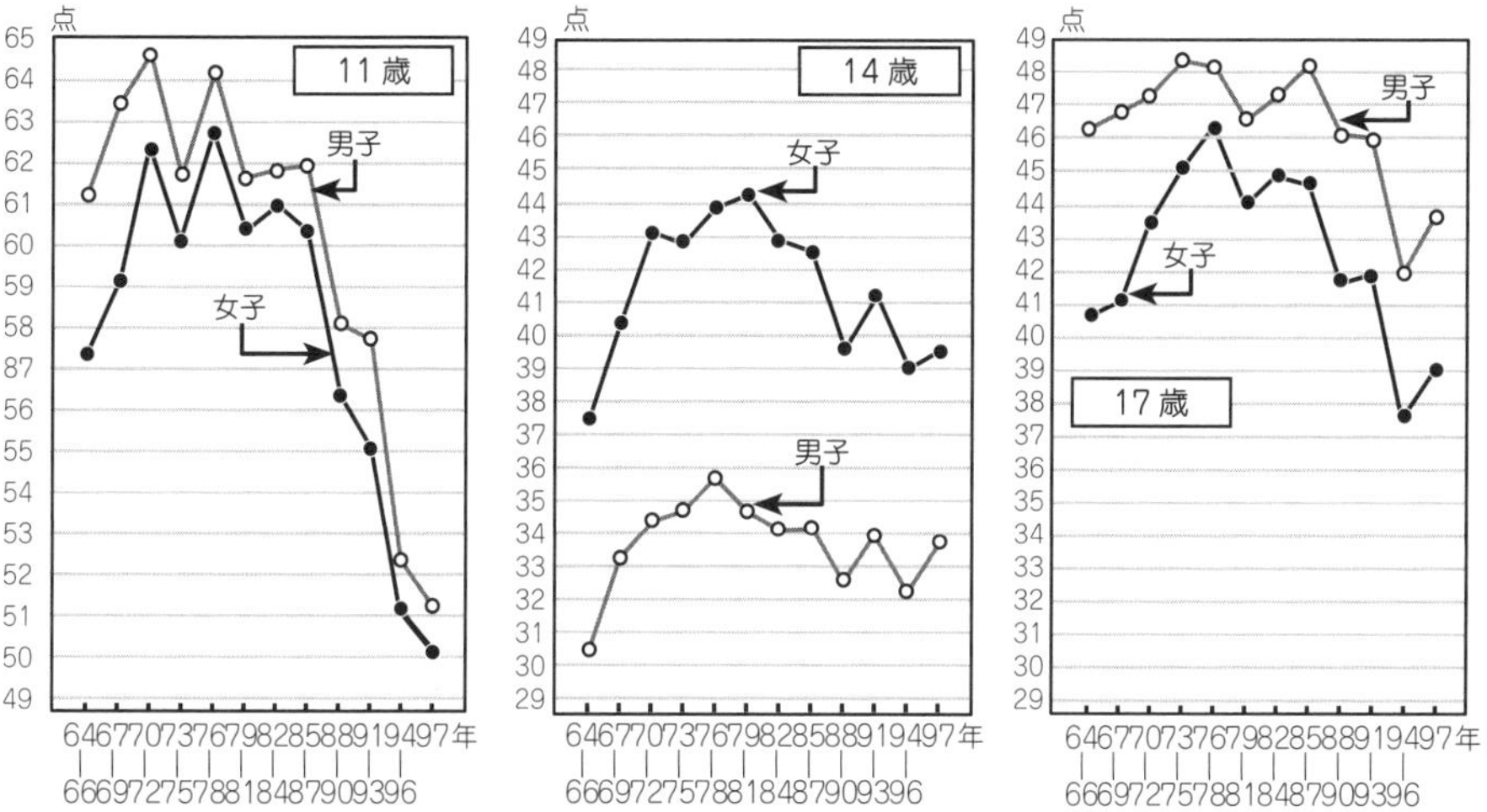

＊文部省（1997年）『体力・運動能力調査報告書』より

が、公立小学校では担任の先生が体育の授業を行なっている状況です。

カギは週2回の体育の授業

「体育授業の目標が明確なときは、体力は高い水準で維持されてきた」

これは、日本体育大学の野井真吾准教授の博士論文のなかでの主要な考察です。1960〜90年代の体力・運動能力の調査結果から見ると、体育の授業時数は週2回でも3回でも、先生が授業の目標をはっきりと理解して取り組み、その結果、子どもの体力は一定の高い水準を維持することができていたのです。

子どもの体力について明らかになった、体育授業の目標と体力への成果との関係、また、「週2回の体育の授業で子どもの体力は維持できる」ということは、世界の学校体育にとって重要な示唆

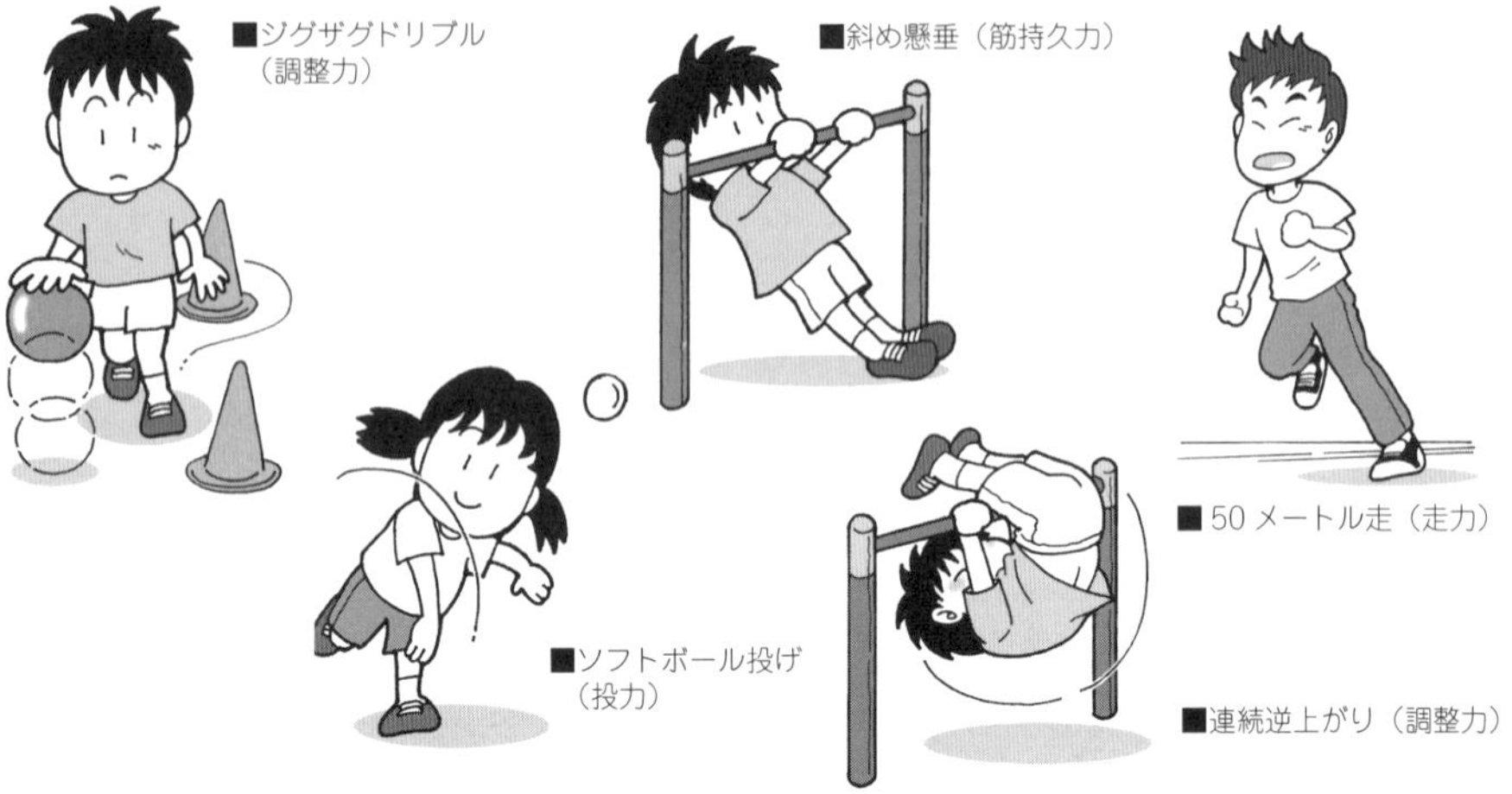

となりました。世界の文部大臣会議では、少なくとも「週1回は学校で体育の授業をやりましょう」とのアピールを出していましたが、実は体育の授業を何時間やれば体力を維持することができるのか、よくわからなかったのです。子どもの体力の向上という人類の未来につながる取り組みに、科学的なデータに基づいて国際的な舞台で発言できるまでに到達したことは、日本の体育研究と体育実践の成果です。そしてこの事実は、国際的に注目されています。

小学校の発達段階を大切にしたい

日本では、「子どものからだ」の発育調査が100年来続いてきましたが、その歴史から見ると、この50年ほどは黄金時代といえます。食べるものに困ることはほとんどなく、学校給食がいき届き、子どもたちは充分な栄養を摂取しています。

それなのに、子どもたちの運動能力が低下する、つまり、体力を運動の場面で発揮できないというのは、「力の出し方

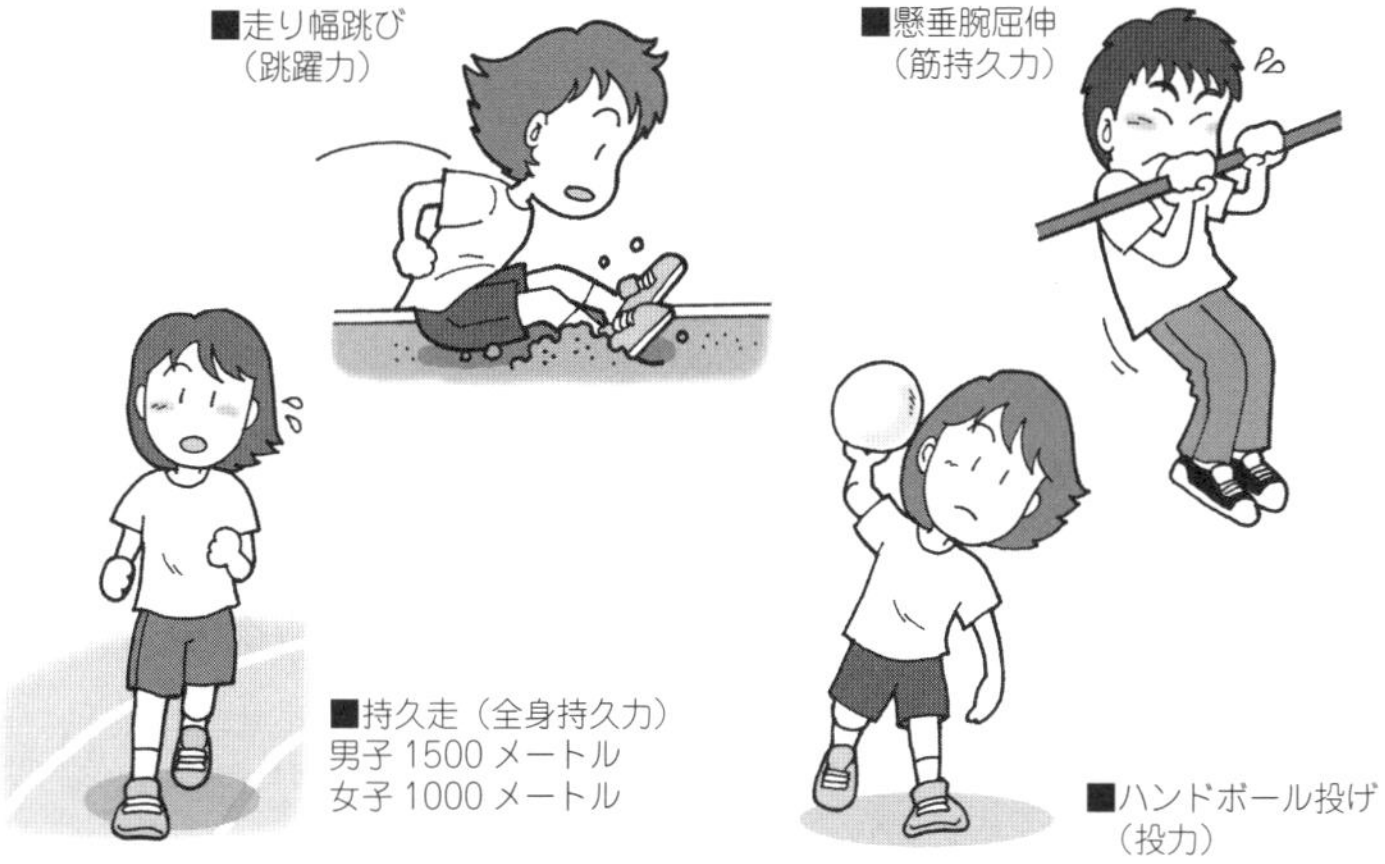
■走り幅跳び
（跳躍力）
■懸垂腕屈伸
（筋持久力）
■持久走（全身持久力）
男子 1500 メートル
女子 1000 メートル
■ハンドボール投げ
（投力）

がわからない」、あるいは「力を出す気がない」ということが推測できます。そして、運動の場面で働く「脳」が発達していないという推測に行き着きます。

運動の場面で働く「脳」というのは、大脳・前頭葉とつながっていて、運動のやり方がわかっていることはもちろん、「ここ一番」という場面で全力が発揮できるように働くのです。これが発達するか否かを左右するのは、とりあえず10歳までの成長です。6～9歳という子ども期に、大脳・前頭葉を十二分に発達させることが、子どもの運動能力を発揮させるうえで、非常に重要なのです。だから、あらためて言いたいと思います。

小学校でも、体育の専門指導者による指導が必要なのです。

16 子どもの体力「うれしさ」と「深刻さ」

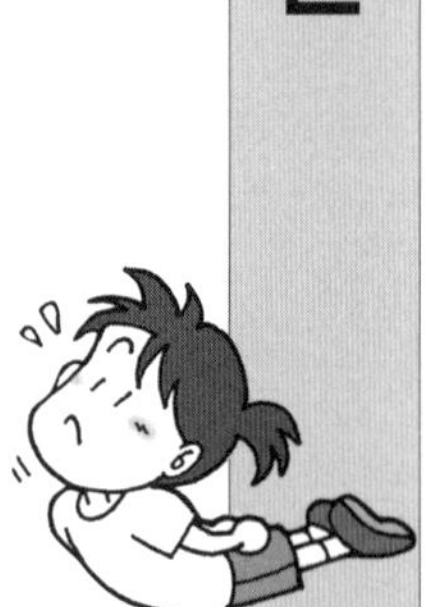

2000年代、元気になった子どもたち

「新体力テスト」は抽出調査ですが、全国の実態が正確に分析できるよう、政府は慎重を期しています。その結果は以前の「スポーツテスト」と同じように、体力テストの各項目ごとに平均値が年齢・男女別にまとめ、政府は、『体力・運動能力調査報告書』として公表しています。

左ページの図5は、１９６４～97年まで続けられてきた33年間の体力診断テストの合計点平均値と、98年「新体力テスト」に切り替わってからの6～19歳までの体力テストの合計点の平均値の年次推移をあらわしたものです。

文部科学省が毎年発表してきた体力調査の結果は、調査が開始されて以来、「低下傾向にある」という一辺倒、２００７年と08年に、ようやく「下げ止まり」と報道されました。しかし、この図では、下げ止まりどころか、２０００年代に入って、小学生は元気！　中・高生はもっと元気！という結果が出ているのです。

図5　新体力テスト合計点（平均値）

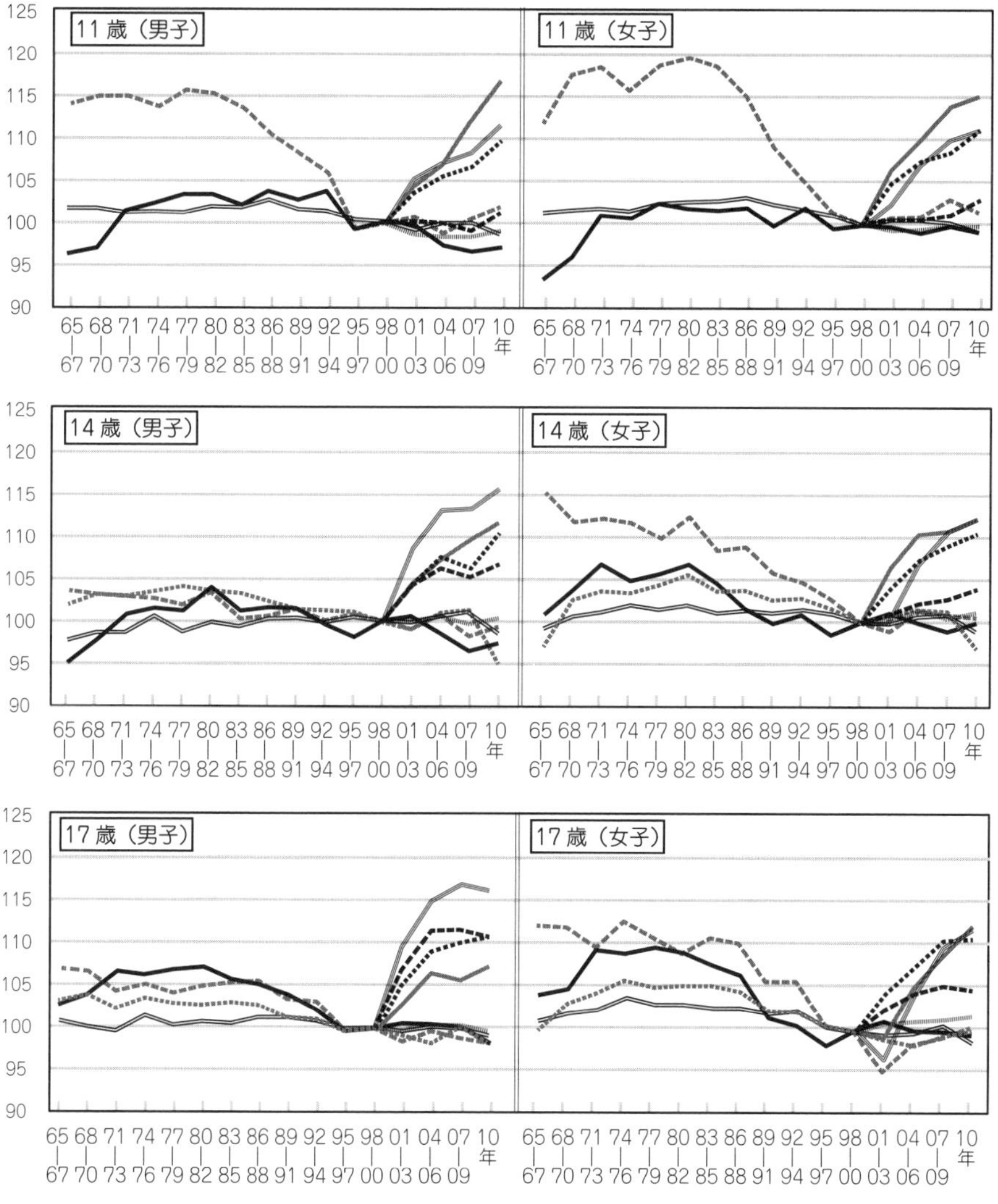

＊ 1998 ～ 2000 年の値を 100 とした場合の推移を示した。

＊文部省（1997 年）『体力・運動能力調査報告書』より

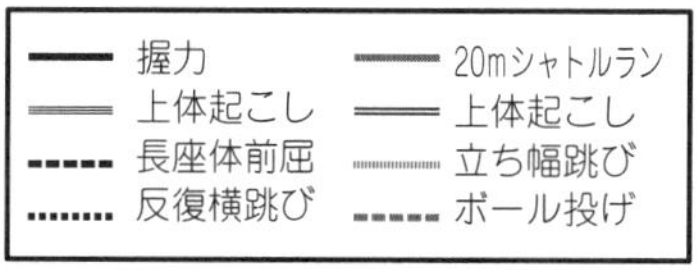

実は上昇傾向

これまで日本の子どもの体力は、一般的に低下しているとされてきました。その結果、体育の専門家がほとんどいない小学校では、体力向上に向けてたいへんな努力をし、体育科の専任教師のいる中学校では、むしろ、やり過ぎるくらいがんばっているというのが現状です。その成果かどうかは定かではありませんが、近年、一部の運動能力では回復どころか、とても向上しているというのが実際です。しかし、「体力低下」や「下げ止まり」という政府の「見解」になってしまうというのは、どういうことなのでしょうか？

調査結果の事実とメディアが報じる政府見解が、まるで違っているこのような事態を、戦争の時代を体験している私たちの世代は、「大本営発表」と呼んできました。戦争中に、日本軍が負けているのに「勝っている」と発表したり、敵の攻撃を受けて敗退しているのに「転進した」と虚偽の情報を流し続けてきたからです。今では「大本営」とは文部科学省のことです。

おそらくこれまでの文科省の体力調査報告の報道は、予算獲得には都合のよい内容ですが、学校体育の取り組みの教訓を引き出すことにはなりませんでした。

日本体育学会の大会で、体力・運動能力調査結果の発表内容が問題になったとき、「政策的体力低下論」と表現した研究者がいました。「子どもの体力が低下している」と発表しておくと、体力向上のための予算が取りやすく、体育の取り組みがしやすい、というのです。こんな現代版の「大本営発表」に惑わされ、振り回されたのではたまりません。

学校で先生方が懸命に体力向上に取り組み、その指導のもとで、けなげにがんばっている子どもたち。それぞれの努力をさらに実りあるものにするために、調査結果の科学的分析に基づいた体育と体力向上をめざしたさまざまな取り組みを進める必要があります。

三つの新たな問題点

政府発表の「スポーツテスト」の合計点は、政府「見解」とは異なり、小学生は横ばい、もしくはゆるやかな上昇傾向を描いています。中学生以上になると、明らかな上昇傾向を示しています。ただし、２０１０年度の「新体力テスト」の結果を見ると、いまの子どものからだには何の問題もない、万々歳というわけにはいきません。新たに発見できた三つの問題点を指摘しておきましょう。

①男子も女子も「ボール投げ」の能力がとても低下している

これは、１９７０～80年代の子どもと比べると、とても顕著で、重要な問題を感じさせますので、１２２ページ以降で検討します。

②女子の「50メートル走」の記録が、中学以降伸び悩みの傾向にある

高校女子の記録にいたっては、中学生以下にまで下がってしまっているのです。とはいえ、その要因は、運動能力の問題だけにとどめていては、正確ではありません。女子の肥満が進行している

のか、それとも早熟傾向が進んでいるのか、あるいは気力低下なのか、原因は単なる体力低下ではないかもしれません。

③小学6年男子の握力と立ち幅跳び、中学2年男子の握力、高校2年男子の立ち幅跳びで低下傾向

09年10月12日に文部科学省から発表された前年度の「体力・運動能力調査報告書」で小学6年男子の握力と立ち幅跳び、中学2年男子の握力、高校2年男子の立ち幅跳びに低下傾向が見られたことに注目する必要があるでしょう。これらすべてが筋力と瞬発筋力が必要とされている種目で、しかも男子なのです。これらは、やり方の上手・下手はあまり関係しません。体力低下というよりは、もしかしたら男子の気力低下の問題かもしれません。

17 「3種競技採点表」を作ってわかった課題

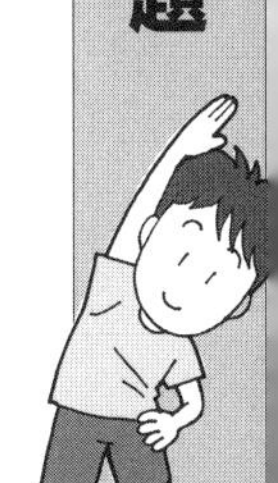

ボール投げが苦手

1964～97年まで続いた「スポーツテスト」で、その33年間共通して実施されたテスト項目は、「50メートル走」、「走り幅跳び」、「ソフトボール投げ」の三つです。私たちは「50メートル走」、「走り幅跳び」、「ソフトボール投げ」の3種目の平均値と標準偏差値の中で、現在の子どもの平均値と標準偏差値に最も近い値を、東京・成蹊小学校の横田誠仁さんと川崎・カリタス小学校の山本晃弘さんに探してもらいました。

そして私がこれらの値を用い、男女で走・跳・投について、同じ尺度で記録を評価する採点表を作りました。気が遠くなる作業でした。同じ値打ちになる記録には同じ得点を与えて、小学1年から中学3年までが使えるようにと、5～900点までの採点表にしました。名付けて「小学生・中学生用の3種競技採点表」です。

くわしくは、私が監修した『脳とからだを育てる運動』（童心社、全4巻）の第1巻『走る・とぶ・投げる』の中で「混成競技へのご招待」として紹介しています。また、2009年に発足した日中現代教育学会の学会誌『全面発達の展開』の創刊号にもエッセイとして報告しています。

126〜128ページに、小学生用の「3種競技採点表」を掲載しました。中学生以上にも対応する表は、前出の本や学会誌をご参照ください。みなさんも学校や地域でこの採点表を使い、古代オリンピア祭をわかした「10種競技」を想像しながら、子どもたちが全面発達に向かう楽しさを味わってみてください。

なお、「新体力テスト」では、二つの重要な変更がありました。一つは小学1年生から50メートル走をさせるようになったこと、もう一つは種目変更です。「走り幅跳び」が廃止されて、「立ち幅跳び」がテスト種目に加わりました。そのため、残念ながら、この本では「50メートル走」と「ソフトボール投げ」の2種目だけを解析していきます。

「ソフトボール投げ」の課題とその克服にむけて

前章でもふれましたが、1970〜80年代の子どもと比べると、2000年以降の子どもは男子も女子も「ボール投げ」の能力がとても低下してきています。6歳では男女ともにこの採点表以下のレベルで、グラフに姿が見えません。男子は8歳からグラフに姿を表しますが、「50メートル走」の力量から比べると低い水準です。9〜11歳では男子が女子に大きく水を開けられていることがわかります。

「6・3制、野球ばかりがうまくなり」という少年野球の全盛の時代から、1993年Jリーグ開幕とともにはじまったサッカーブームによって変化してきたことに関係していると予想されます。幼児のころからボールを投げる遊びの機会が少なくなり、とくに昔はよくできていたはずの男子が、ボールを遠くへ投げられなくなっていることが注目されます。

女子にも同じような傾向が出ているので、一般的な運動不足による運動技能の低下が「ボール投げ」の能力低下としてあらわれているのかもしれません。また、幼児教育で自由遊びや見守り保育が主流になって、運動についての指導が少なくなっている問題のあらわれとも推測できます。

この課題について、小学校の運動会を見ながら考えることがあります。運動会ではよく「紅白玉入れ」という種目を見かけます。棒の上にあるカゴに紅白の玉を入れ合う種目です。しかし、このような上に向かって投げるやり方は、うまく投げる能力を発達させるためにはほとんど役に立っていないと、私は思うのです。

「50メートル走」の課題とその克服にむけて

「50メートル走」の結果を見てみると、6歳、8歳、10歳、11歳は男女ほぼ同値ですが、7歳、9歳では男子ががんばっています。まるで、学校の体育活動で運動のおもしろさに目覚めたかのようです。

反対に、7歳、8歳、9歳の女子が伸び悩んでいます。10歳になると男子が伸び悩み、11歳になると「50メートル走」の力量が男女でほぼ同格になってきています。それ以降はまた女子が伸び悩んでいることがわかります。

ただし、すでに書いたように、「スポーツテスト」の対象年齢は、全力を出すということが理解できて、その力が発揮できる、という理由で小学5年生以上としていました。それを、「新体力テスト」では小学1年生にまで引き下げてしまったのは、調査としては横暴だったと思います。

また、校庭が狭いために「50メートル走」の計測が困難であるという問題点を抱えている学校が東京には多くあることもわかりました。私は東京のある区立小学校で学校評議員をしており、運動会には必ず出席していますが、やはり運動場は狭く、直線で「50メートル走」がやっとできるほどなのです。低学年は直線40メートルのコースを走ります。

全面発達をめざす模索

「新体力テスト」受験者の対象年齢が引き下げられましたが、小学5年までの年齢では、年齢に応じた体育の課題を見つけるためには、動作ができるかどうかをテストする「運動機能検査」、動作がうまくできるかどうかをテストする「運動技能検査」、そして運動で全力発揮ができるかどうかをテストする「運動能力検査」という、年齢に応じた三つの段階のテストを使い分ける知恵があります。

そのため、対象年齢を引き下げることによって、小学1年生の子どもから「新体力テスト」をするためには、未就学の子どもたちに対してもこれらの運動の仕方について指導する必要が出てきました。以前から、私は小学校就学時までに誰もが到達可能な運動能力の目標水準として、五つのことを提案してきました。

①歩く（持久力の目安）――距離に関係なく30分間歩き続けることができる。

②走る（心臓と肺の機能の目安）――距離やスピードに関係なく3分間走り続けることができる。

③跳ぶ（動作の切り替えと動的バランスの目安）――「けん・ぱ跳び」（68ページ参照）ができる。

④投げる（正確性と調整力の目安）――手に入るほどのゴムボールを4メートル離れた円形の的（直径1メートル）にあてる課題で、的の中心が子どもの肩の高さで、3回投げて、1回あたれば合格。

⑤ジグザグはしり（動的バランスと調整力の目安）――20メートルの距離に4メートル間隔にいすを置き、20秒でジグザグに走って帰ることができる。

「新体力テスト」の結果についてのデータからですが、今の子どもの運動能力を解析すると、さまざまな問題が明らかになります。この項目だけでも、「中学・高校における女子の伸び悩み」や「幼児に対する運動指導の工夫」という課題が浮上してきました。今後は、現場で子どもたちの運動の発達を鋭く観察している保育所・幼稚園の先生方や小学校の先生方、また親御さんたちにも、こうしたデータに向かい合っていただき、それぞれの知恵を持ち寄ってもらい、わいわいと議論していきたいと思っています。

表1　3種競技採点表・小学生用　＜50メートル走（秒）＞

得点	記録（男／女）		得点	記録（男／女）		得点	記録（男／女）		得点	記録（男／女）		得点	記録（男／女）		得点	記録（男／女）		得点	記録（男／女）		得点	記録（男／女）	
640	8.00	8.35	564	8.46	8.75	486	8.92	9.16	398	9.38	9.61	320	9.84	10.01	244	10.30	10.41	168	10.76	10.81	88	11.22	—
638	8.01	8.36	562	8.47	8.76	485	8.93	—	397	9.39	9.62	318	9.85	10.02	242	10.31	10.42	166	10.77	10.82	87	11.23	11.26
636	8.02	8.37	560	8.48	8.77	484	8.94	9.17	396	9.40	9.63	316	9.86	10.03	240	10.32	10.43	164	10.78	10.83	86	11.24	—
634	8.03	8.38	558	8.49	8.78	482	8.95	9.18	395	9.41	—	314	9.87	10.04	238	10.33	10.44	162	10.79	10.84	85	11.25	11.27
632	8.04	8.39	556	8.50	8.79	480	8.96	9.19	394	9.42	9.64	312	9.88	10.05	236	10.34	10.45	160	10.80	10.85	84	11.26	—
630	8.05	8.40	554	8.51	8.80	478	8.97	9.20	393	9.43	—	310	9.89	10.06	234	10.35	10.46	158	10.81	10.86	83	11.27	11.28
628	8.06	8.41	552	8.52	8.81	476	8.98	9.21	392	9.44	9.65	308	9.90	10.07	232	10.36	10.47	156	10.82	10.87	82	11.28	—
626	8.07	8.42	550	8.53	8.82	474	8.99	9.22	391	9.45	—	306	9.91	10.08	230	10.37	10.48	154	10.83	10.88	81	11.29	11.29
624	8.08	8.43	548	8.54	8.83	472	9.00	9.23	390	9.46	9.66	304	9.92	10.09	228	10.38	10.49	152	10.84	10.89	80	11.30	—
622	8.09	8.44	546	8.55	8.84	470	9.01	9.24	389	9.47	—	302	9.93	10.10	226	10.39	10.50	150	10.85	10.90	79	11.31	11.30
620	8.10	8.46	544	8.56	8.85	468	9.02	9.25	388	9.48	9.67	300	9.94	10.11	224	10.40	10.51	148	10.86	10.91	77	11.32	11.31
618	8.11	8.46	542	8.57	8.86	466	9.03	9.26	387	9.49	—	299	9.95	10.12	222	10.41	10.52	146	10.87	10.92	75	11.33	11.32
616	8.12	8.47	540	8.58	8.87	464	9.04	9.27	386	9.50	9.68	298	9.96	10.13	220	10.42	10.53	144	10.88	10.93	73	11.34	11.33
614	8.13	8.48	538	8.59	8.88	462	9.05	9.28	385	9.51	—	297	9.97	10.14	218	10.43	10.54	142	10.89	10.94	71	11.35	11.34
612	8.14	8.49	536	8.60	8.89	460	9.06	9.29	384	9.52	9.69	296	9.98	10.15	216	10.44	10.55	140	10.90	10.95	69	11.36	11.35
610	8.15	8.50	534	8.61	8.90	458	9.07	9.30	382	9.53	9.70	295	9.99	—	214	10.45	10.56	138	10.91	10.96	67	11.37	11.36
608	8.16	8.51	532	8.62	8.91	456	9.08	9.31	380	9.54	9.71	294	10.00	10.16	212	10.46	10.57	136	10.92	10.97	65	11.38	11.37
606	8.17	8.52	530	8.63	8.92	454	9.09	9.32	378	9.55	9.72	293	10.01	—	210	10.47	10.58	134	10.93	10.98	63	11.39	11.38
604	8.18	8.53	528	8.64	8.93	452	9.10	9.33	376	9.56	9.73	292	10.02	10.17	208	10.48	10.59	132	10.94	10.99	61	11.40	11.39
602	8.19	8.54	526	8.65	8.94	450	9.11	9.34	374	9.57	9.74	291	10.03	—	206	10.49	10.60	130	10.95	11.00	59	11.41	11.40
600	8.20	8.55	524	8.66	8.95	448	9.12	9.35	372	9.58	9.75	290	10.04	10.18	204	10.50	10.61	128	10.96	11.01	57	11.42	11.41
599	8.21	8.56	522	8.67	8.96	446	9.13	9.36	370	9.59	9.76	289	10.05	—	202	10.51	10.62	126	10.97	11.02	55	11.43	11.42
598	8.22	8.57	520	8.68	8.97	444	9.14	9.37	368	9.60	9.77	288	10.06	10.19	200	10.52	10.63	124	10.98	11.03	53	11.44	11.43
597	8.23	8.58	518	8.69	8.98	442	9.15	9.38	366	9.61	9.78	287	10.07	—	199	10.53	10.64	122	10.99	11.04	51	11.45	11.44
596	8.24	8.59	516	8.70	8.99	440	9.16	9.39	364	9.62	9.79	286	10.08	10.20	198	10.54	10.65	120	11.00	11.05	49	11.46	11.45
595	8.25	—	514	8.71	9.00	438	9.17	9.40	362	9.63	9.80	285	10.09	—	197	10.55	10.66	118	11.01	11.06	47	11.47	11.46
594	8.26	8.60	512	8.72	9.01	436	9.18	9.41	360	9.64	9.81	284	10.10	10.21	196	10.56	10.67	116	11.02	11.07	45	11.48	11.47
593	8.27	—	510	8.73	9.02	434	9.19	9.42	358	9.65	9.82	282	10.11	10.22	195	10.57	—	114	11.03	11.08	43	11.49	11.48
592	8.28	8.61	508	8.74	9.03	432	9.20	9.43	356	9.66	9.83	280	10.12	10.23	194	10.58	10.68	112	11.04	11.09	41	11.50	11.49
591	8.29	—	506	8.75	9.04	430	9.21	9.44	354	9.67	9.84	278	10.13	10.24	193	10.59	—	110	11.05	11.10	39	11.51	11.50
590	8.30	8.62	504	8.76	9.05	428	9.22	9.45	352	9.68	9.85	276	10.14	10.25	192	10.60	10.69	108	11.06	11.11	37	11.52	11.51
589	8.31	—	502	8.77	9.06	426	9.23	9.46	350	9.69	9.86	274	10.15	10.26	191	10.61	—	106	11.07	11.12	35	11.53	11.52
588	8.32	8.63	500	8.78	9.07	424	9.24	9.47	348	9.70	9.87	272	10.16	10.27	190	10.62	10.70	104	11.08	11.13	33	11.54	11.53
587	8.33	—	499	8.79	9.08	422	9.25	9.48	346	9.71	9.88	270	10.17	10.28	189	10.63	—	102	11.09	11.14	31	11.55	11.54
586	8.34	8.64	498	8.80	9.09	420	9.26	9.49	344	9.72	9.89	268	10.18	10.29	188	10.64	10.71	100	11.10	11.15	29	11.56	11.55
585	8.35	—	497	8.81	9.10	418	9.27	9.50	342	9.73	9.90	266	10.19	10.30	187	10.65	—	99	11.11	11.16	27	11.57	11.56
584	8.36	8.65	496	8.82	9.11	416	9.28	9.51	340	9.74	9.91	264	10.20	10.31	186	10.66	10.72	98	11.12	11.17	25	11.58	11.57
582	8.37	8.66	495	8.83	—	414	9.29	9.52	338	9.75	9.92	262	10.21	10.32	185	10.67	—	97	11.13	11.18	23	11.59	11.58
580	8.38	8.67	494	8.84	9.12	412	9.30	9.53	336	9.76	9.93	260	10.22	10.33	184	10.68	10.73	96	11.14	11.19	21	11.60	11.59
578	8.39	8.68	493	8.85	—	410	9.31	9.54	334	9.77	9.94	258	10.23	10.34	182	10.69	10.74	95	11.15	11.20	19	11.61	11.60
576	8.40	8.69	492	8.86	9.13	408	9.32	9.55	332	9.78	9.95	256	10.24	10.35	180	10.70	10.75	94	11.16	11.21	17	11.62	11.61
574	8.41	8.70	491	8.87	—	406	9.33	9.56	330	9.79	9.96	254	10.25	10.36	178	10.71	10.76	93	11.17	11.22	15	11.63	11.62
572	8.42	8.71	490	8.88	9.14	404	9.34	9.57	328	9.80	9.97	252	10.26	10.37	176	10.72	10.77	92	11.18	11.23	13	11.64	11.63
570	8.43	8.72	489	8.89	—	402	9.35	9.58	326	9.81	9.98	250	10.27	10.38	174	10.73	10.78	91	11.19	11.24	11	11.65	11.64
568	8.44	8.73	488	8.90	9.15	400	9.36	9.59	324	9.82	9.99	248	10.28	10.39	172	10.74	10.79	90	11.20	—	9	11.66	11.65
566	8.45	8.74	487	8.91	—	399	9.37	9.60	322	9.83	10.00	246	10.29	10.40	170	10.75	10.80	89	11.21	11.25	7	11.67	11.66

＊『全面発達の展開』（第1巻第1号、日中現代教育学会）より

表2　3種競技採点表・小学生用　＜走り幅跳び（メートル）＞

得点	記録（男／女）		得点	記録（男／女）		得点	記録（男／女）		得点	記録（男／女）		得点	記録（男／女）		得点	記録（男／女）	
640	3.68	3.35	532	3.32	3.01	424	2.96	2.66	316	2.60	2.31	208	2.24	1.96	100	1.88	1.61
636	3.67	3.34	528	3.31	3.00	420	2.95	2.65	312	2.59	2.30	204	2.23	1.95	98	1.87	1.60
632	3.66	3.33	524	3.30	2.99	416	2.94	2.64	308	2.58	2.29	200	2.22	1.94	96	1.86	1.59
628	3.65	3.32	520	3.29	2.98	412	2.93	2.63	304	2.57	2.28	198	2.21	1.93	94	1.85	1.58
624	3.64	3.31	516	3.28	2.97	408	2.92	2.62	300	2.56	2.27	196	2.20	1.92	92	1.84	1.57
620	3.63	3.30	512	3.27	2.96	404	2.91	2.61	298	2.55	2.26	194	2.19	1.91	90	1.83	1.56
616	3.62	3.29	508	3.26	2.95	400	2.90	2.60	296	2.54	2.25	192	2.18	1.90	88	1.82	1.55
612	3.61	3.28	504	3.25	2.94	398	2.89	2.59	294	2.53	2.24	190	2.17	1.89	86	1.81	1.54
608	3.60	3.27	500	3.24	2.93	396	2.88	2.58	292	2.52	2.23	188	2.16	1.88	84	1.80	1.53
604	3.59	—	498	3.23	2.92	394	2.87	2.57	290	2.51	2.22	186	2.15	1.87	82	1.79	1.52
600	3.58	3.26	496	3.22	2.91	392	2.86	2.56	288	2.50	2.21	184	2.14	1.86	80	1.78	1.51
598	3.57	3.25	494	3.21	2.90	390	2.85	2.55	286	2.49	2.20	182	2.13	1.85	78	1.77	1.50
596	3.56	3.24	492	3.20	2.89	388	2.84	2.54	284	2.48	2.19	180	2.12	1.84	76	1.76	1.49
594	3.55	3.23	490	3.19	2.88	386	2.83	2.53	282	2.47	2.18	178	2.11	1.83	74	1.75	1.48
592	3.54	3.22	488	3.18	2.87	384	2.82	2.52	280	2.46	2.17	176	2.10	1.82	72	1.74	1.47
590	3.53	3.21	486	3.17	2.86	382	2.81	2.51	278	2.45	2.16	174	2.09	1.81	70	1.73	1.46
588	3.52	3.20	484	3.16	2.85	380	2.80	2.50	276	2.44	2.15	172	2.08	1.80	68	1.72	1.45
586	3.51	3.19	482	3.15	2.84	378	2.79	2.49	274	2.43	2.14	170	2.07	1.79	66	1.71	1.44
584	3.50	3.18	480	3.14	2.83	376	2.78	2.48	272	2.42	2.13	168	2.06	1.78	64	1.70	1.43
582	3.49	3.17	478	3.13	2.82	374	2.77	2.47	270	2.41	2.12	166	2.05	—	62	1.69	—
580	3.48	3.16	476	3.12	2.81	372	2.76	2.46	268	2.40	2.11	164	2.04	1.77	61	—	1.42
578	3.47	3.15	474	3.11	2.80	370	2.75	2.45	266	2.39	—	160	2.03	1.76	60	1.68	—
576	3.46	3.14	472	3.10	2.79	368	2.74	2.44	264	2.38	2.10	156	2.02	1.75	57	1.67	1.41
574	3.45	3.13	470	3.09	2.78	366	2.73	—	260	2.37	2.09	152	2.01	1.74	53	1.66	1.40
572	3.44	3.12	468	3.08	2.77	364	2.72	2.43	256	2.36	2.08	148	2.00	1.73	49	1.65	1.39
570	3.43	3.11	466	3.07	—	360	2.71	2.42	252	2.35	2.07	144	1.99	1.72	45	1.64	1.38
568	3.42	3.10	464	3.06	2.76	356	2.70	2.41	248	2.34	2.06	140	1.98	1.71	41	1.63	1.37
566	3.41	—	460	3.05	2.75	352	2.69	2.40	244	2.33	2.05	136	1.97	1.70	37	1.62	1.36
564	3.40	3.09	456	3.04	2.74	348	2.68	2.39	240	2.32	2.04	132	1.96	1.69	33	1.61	1.35
560	3.39	3.08	452	3.03	2.73	344	2.67	2.38	236	2.31	2.03	128	1.95	1.68	29	1.60	1.34
556	3.38	3.07	448	3.02	2.72	340	2.66	2.37	232	2.30	2.02	124	1.94	1.67	25	1.59	1.33
552	3.37	3.06	444	3.01	2.71	336	2.65	2.36	228	2.29	2.01	120	1.93	1.66	21	1.58	1.32
548	3.36	3.05	440	3.00	2.70	332	2.64	2.35	224	2.28	2.00	116	1.92	1.65	17	1.57	1.31
544	3.35	3.04	436	2.99	2.69	328	2.63	2.34	220	2.27	1.99	112	1.91	1.64	13	1.56	1.30
540	3.34	3.03	432	2.98	2.68	324	2.62	2.33	216	2.26	1.98	108	1.90	1.63	9	1.55	1.29
536	3.33	3.02	428	2.97	2.67	320	2.61	2.32	212	2.25	1.97	104	1.89	1.62	5	1.54	1.28

＊『全面発達の展開』（第1巻第1号、日中現代教育学会）より

表3　3種競技採点表・小学生用　＜ソフトボール投げ（メートル）＞

得点	記録（男／女）		得点	記録（男／女）		得点	記録（男／女）		得点	記録（男／女）		得点	記録（男／女）		得点	記録（男／女）		得点	記録（男／女）		得点	記録（男／女）		得点	記録（男／女）		得点	記録（男／女）		得点	記録（男／女）	
640	42.16	25.94	582	38.53	23.42	524	35.05	20.66	466	31.42	18.00	408	27.94	15.40	350	25.60	14.08	292	23.78	12.95	234	21.76	11.79	176	19.78	10.66	118	17.92	9.50	60	15.78	8.37
639	42.10	25.89	581	38.47	23.37	523	34.99	20.62	465	31.36	17.95	407	27.88	15.36	349	25.57	14.06	291	23.74	12.93	233	21.73	11.77	175	19.74	10.64	117	17.89	9.48	59	15.74	8.35
638	42.04	25.84	580	38.41	23.32	522	34.93	20.58	464	31.30	17.90	406	27.82	15.32	348	25.54	14.04	290	23.70	12.91	232	21.70	11.75	174	19.70	10.62	116	17.86	9.46	58	15.70	8.33
637	41.98	25.79	579	38.35	23.27	521	34.87	20.54	463	31.24	17.85	405	27.76	15.28	347	25.61	14.02	289	23.66	12.89	231	21.67	11.73	173	19.66	10.60	115	17.83	9.44	57	15.66	8.31
636	41.92	25.74	578	38.29	23.22	520	34.81	20.50	462	31.18	17.80	404	27.70	15.24	346	25.48	14.00	288	23.62	12.87	230	21.64	11.71	172	19.62	10.58	114	17.80	9.42	56	15.62	8.29
635	41.86	25.69	577	38.23	23.17	519	34.75	20.46	461	31.12	17.75	403	27.64	15.20	345	25.45	13.98	287	23.58	12.85	229	21.61	11.69	171	19.58	10.56	113	17.77	9.40	55	15.58	8.27
634	41.80	25.64	576	38.17	23.12	518	34.69	20.42	460	31.06	17.70	402	27.58	15.16	344	25.42	13.96	286	23.54	12.83	228	21.58	11.67	170	19.54	10.54	112	17.74	9.38	54	15.54	8.25
633	41.74	25.59	575	38.11	23.07	517	34.63	20.38	459	31.00	17.65	401	27.52	15.12	343	25.39	13.94	285	23.50	12.81	227	21.55	11.65	169	19.50	10.52	111	17.71	9.36	53	16.50	8.23
632	41.68	25.54	574	38.05	23.02	516	34.57	20.34	458	30.94	17.60	400	27.46	15.08	342	25.36	13.92	284	23.46	12.79	226	21.52	11.63	168	19.46	10.50	110	17.68	9.34	52	15.46	8.21
631	41.62	25.49	573	37.99	22.97	515	34.51	20.30	457	30.88	17.55	399	27.42	15.06	341	35.33	13.90	283	23.42	12.77	225	21.49	11.61	167	19.42	10.48	109	17.65	9.32	51	15.42	8.19
630	41.56	25.44	572	37.93	22.92	514	34.45	20.26	456	30.82	17.50	398	27.38	15.04	340	25.30	13.88	282	23.38	12.75	224	21.46	11.59	166	19.38	10.46	108	17.62	9.30	50	15.38	8.17
629	41.50	25.39	571	37.87	22.87	513	34.39	20.22	455	30.76	17.45	397	27.34	15.02	339	25.27	13.86	281	23.34	12.73	223	41.43	11.57	165	19.34	10.44	107	17.59	9.28	49	15.34	8.15
628	41.44	25.35	570	37.81	22.82	512	34.33	20.18	454	30.70	17.40	396	27.30	15.00	338	25.24	13.84	280	23.30	12.71	222	21.40	11.55	164	19.30	10.42	106	17.56	9.26	48	15.31	8.13
627	41.38	25.31	569	37.75	22.77	511	34.27	20.14	453	30.64	17.35	395	27.26	14.98	337	25.21	13.82	279	23.26	12.69	221	21.37	11.53	163	19.27	10.40	105	17.53	9.24	47	15.28	8.11
626	41.32	25.27	568	37.69	22.72	510	34.21	20.10	452	30.58	17.30	394	27.22	14.96	336	25.18	13.80	278	23.22	12.67	220	21.34	11.51	162	19.24	10.38	104	17.50	9.22	46	16.25	8.09
625	41.26	25.23	567	37.63	22.67	509	34.15	20.06	451	30.52	17.25	393	27.18	14.94	335	25.15	13.78	277	23.18	12.65	219	21.31	11.49	161	19.21	10.36	103	17.47	9.20	45	15.22	8.07
624	41.20	25.19	566	37.57	22.62	508	34.09	20.02	450	30.46	17.20	392	27.14	14.92	334	25.12	13.76	276	23.14	12.63	218	21.28	11.47	160	19.18	10.34	102	17.44	9.19	44	15.19	8.05
623	41.14	25.15	565	37.51	22.57	507	34.03	19.98	449	30.40	17.15	391	27.10	14.90	333	25.09	13.74	275	23.10	12.61	217	21.25	11.45	159	19.15	10.32	101	17.41	9.18	43	15.16	8.03
622	41.08	25.11	564	37.45	22.52	506	33.97	19.94	448	30.34	17.10	390	27.06	14.88	332	25.06	13.72	274	23.06	12.59	216	21.22	11.43	158	19.12	10.30	100	17.38	9.17	42	15.13	8.01
621	41.02	25.07	563	37.39	22.47	505	33.91	19.90	447	30.28	17.05	389	27.02	14.86	331	25.03	13.70	273	23.02	12.57	215	21.19	11.41	157	19.09	10.28	99	17.34	9.15	41	15.10	7.99
620	40.96	25.03	562	37.33	22.42	504	33.85	19.86	446	30.22	17.00	388	26.98	14.84	330	25.00	13.68	272	22.98	12.55	214	21.16	11.39	156	19.06	10.26	98	17.30	9.13	40	15.07	7.97
619	40.90	24.99	561	37.27	22.37	503	33.79	19.82	445	30.16	16.95	387	26.94	14.82	329	24.97	13.66	271	22.94	12.53	213	21.13	11.37	155	19.03	10.24	97	17.26	9.11	39	16.04	7.95
618	40.84	24.95	560	37.21	22.32	502	33.73	19.78	444	30.10	16.90	386	26.90	14.80	328	24.94	13.64	270	22.90	12.51	212	21.10	11.35	154	19.00	10.22	96	17.22	9.09	38	15.01	7.93
617	40.78	24.91	559	37.15	22.27	501	33.67	19.74	443	30.04	16.85	385	26.86	14.78	327	24.91	13.62	269	22.86	12.49	211	21.07	11.33	153	18.97	10.20	95	17.18	9.07	37	14.98	7.91
616	40.72	24.87	558	37.09	22.22	500	33.61	19.70	442	29.98	16.80	384	28.82	14.76	326	24.88	13.60	268	22.82	12.47	210	21.04	11.31	152	18.94	10.18	94	17.14	9.05	36	14.95	7.89
615	40.66	24.83	557	37.03	22.17	499	33.54	19.65	441	29.92	16.75	383	26.78	14.74	325	24.85	13.58	267	22.78	12.45	209	21.01	11.29	151	18.91	10.16	93	17.10	9.03	35	14.92	7.87
614	40.60	24.79	556	36.97	22.12	498	33.47	19.60	440	29.86	16.70	382	26.74	14.72	324	24.85	13.56	266	22.74	12.43	208	20.98	11.27	150	18.88	10.14	92	17.06	9.01	34	14.89	7.85
613	40.54	24.75	555	36.91	22.07	497	33.40	19.55	439	29.80	16.65	381	26.70	14.70	323	24.79	13.54	265	22.70	12.41	207	20.95	11.25	149	18.85	10.12	91	17.02	8.99	33	14.86	7.83
612	40.48	24.71	554	36.85	22.02	496	33.33	19.50	438	29.74	16.60	380	26.66	14.68	322	24.76	13.52	264	22.66	12.39	206	20.92	11.23	148	18.82	10.10	90	16.98	8.97	32	14.83	7.81
611	40.42	24.67	553	36.79	21.97	495	33.26	19.45	437	29.68	16.56	379	26.62	14.66	321	24.73	13.60	263	22.63	12.37	205	20.89	11.21	147	18.79	10.08	89	16.94	8.95	31	14.80	7.79
610	40.36	24.63	552	36.73	21.92	494	33.19	19.40	436	29.62	16.52	378	26.58	14.64	320	24.70	13.48	262	22.60	12.35	204	20.86	11.19	146	18.76	10.06	88	16.90	8.93	30	14.77	7.77
609	40.30	24.59	551	36.67	21.87	493	33.12	19.35	435	29.56	16.48	377	26.54	14.62	319	24.67	13.46	261	22.57	12.33	203	20.83	11.17	145	18.73	10.04	87	16.86	8.91	29	14.74	7.75
608	40.24	24.56	550	36.61	21.82	492	33.05	19.30	434	29.50	16.44	376	26.60	14.60	318	24.64	13.44	260	22.54	12.31	202	20.80	11.16	144	18.70	10.02	86	16.82	8.89	28	14.71	7.73
607	40.18	24.53	549	36.55	21.77	491	32.98	19.25	433	29.44	16.40	375	26.46	14.58	317	24.61	13.42	259	22.51	12.29	201	20.77	11.15	143	18.67	10.00	85	16.78	8.87	27	14.68	7.71
606	40.12	24.50	548	36.49	21.72	490	32.91	19.20	432	29.38	16.36	374	26.42	14.56	316	24.58	13.40	258	22.48	12.27	200	20.74	11.14	142	18.64	9.98	84	16.74	8.85	26	14.65	7.69
605	40.06	24.47	547	36.43	21.67	489	32.84	19.15	431	29.32	16.32	373	26.38	14.54	315	24.55	13.38	257	22.45	12.25	199	20.70	11.12	141	18.61	9.96	83	16.70	8.83	25	14.62	7.67
604	40.00	24.44	546	36.44	21.62	488	32.77	19.10	430	29.26	16.28	372	26.34	14.52	314	24.52	13.36	256	22.42	12.23	198	20.66	11.10	140	18.58	9.94	82	16.66	8.81	24	14.59	7.65
603	39.94	24.41	545	36.31	21.57	487	32.70	19.05	429	29.20	16.24	371	26.30	14.50	313	24.49	13.34	255	22.39	12.21	197	20.62	11.08	139	18.55	9.92	81	16.62	8.79	23	14.56	7.63
602	39.88	24.38	544	36.25	21.52	486	32.63	19.00	428	29.14	16.20	370	26.26	14.48	312	24.46	13.32	254	22.36	12.19	196	20.58	11.06	138	18.52	9.90	80	16.58	8.77	22	14.53	7.61
601	39.82	24.35	543	36.19	21.47	485	32.56	18.95	427	29.08	16.16	369	26.22	14.46	311	24.43	13.30	253	22.33	12.17	195	20.54	11.04	137	18.49	9.88	79	16.54	8.75	21	14.50	7.59
600	39.76	24.32	542	36.13	21.42	484	32.50	18.90	426	29.02	16.12	368	26.18	14.44	310	24.40	13.28	252	22.30	12.15	194	20.50	11.02	136	18.46	9.86	78	16.50	8.73	20	14.47	7.57
599	39.69	24.27	541	36.07	21.37	483	32.44	18.85	425	28.96	16.08	367	26.14	14.42	309	24.37	13.26	251	2.27	12.13	193	20.46	11.00	135	18.43	9.84	77	16.46	8.71	19	14.44	7.55
598	39.62	24.22	540	36.01	21.32	482	32.38	18.80	424	28.90	16.04	366	26.10	14.40	308	24.34	13.24	250	22.24	12.11	192	20.42	10.98	134	18.40	9.82	76	16.42	8.69	18	14.41	7.53
597	39.55	24.17	539	35.95	21.27	481	32.32	18.75	423	28.84	16.00	365	26.06	14.38	307	24.31	13.22	249	22.21	12.09	191	20.38	10.96	133	18.37	9.80	75	16.38	8.67	17	14.38	7.51
596	39.48	24.12	538	35.89	21.22	480	32.26	18.70	422	28.78	15.96	364	26.02	14.36	306	24.28	13.20	248	22.18	12.07	190	20.34	10.94	132	18.34	9.78	74	16.34	8.65	16	14.35	7.49
595	39.41	24.07	537	35.83	21.18	479	32.20	18.65	421	28.72	15.92	363	25.99	14.34	305	24.25	13.18	247	22.15	12.05	189	20.30	10.92	131	18.31	9.76	73	16.30	8.63	15	14.32	7.47
594	39.34	24.02	536	35.77	21.14	478	32.14	18.60	420	28.66	15.88	362	25.96	14.32	304	24.22	13.16	246	22.12	12.03	188	20.26	10.90	130	18.28	9.74	72	16.26	8.61	14	14.29	7.45
593	39.27	23.97	535	35.71	21.10	477	32.08	18.55	419	28.60	15.84	361	25.93	14.30	303	24.19	13.14	245	22.09	12.01	187	20.22	10.88	129	18.25	9.72	71	16.22	8.59	13	14.26	7.43
592	39.20	23.92	534	35.65	21.06	476	32.02	18.50	418	28.54	15.80	360	25.90	14.28	302	24.16	13.13	244	22.06	11.99	186	20.18	10.86	128	18.22	9.70	70	16.18	8.67	12	14.23	7.41
591	39.13	23.87	533	35.59	21.02	475	31.96	18.45	417	28.48	15.76	359	25.87	14.26	301	24.13	13.12	243	22.03	11.97	185	20.14	10.84	127	18.19	9.68	69	16.14	8.55	11	14.20	7.38
590	39.06	23.82	532	35.53	20.98	474	31.90	18.40	416	28.42	15.72	358	25.84	14.24	300	24.10	13.11	242	22.00	11.95	184	20.10	10.82	126	18.16	9.66	68	16.10	8.63	10	14.17	7.35
589	38.99	23.77	531	35.47	20.94	473	31.84	18.35	415	28.36	16.68	357	25.81	14.22	299	24.06	13.09	241	21.97	11.93	183	20.06	10.80	126	18.13	9.64	67	16.06	8.51	9	14.14	7.32
588	38.92	23.72	530	35.41	20.90	472	31.78	18.30	414	28.30	15.64	356	25.78	14.20	298	24.02	13.07	240	21.94	11.91	182	20.02	10.78	124	18.10	9.62	66	16.02	8.49	8	14.11	7.29
587	38.85	23.67	529	35.35	20.86	471	31.72	18.25	413	28.24	15.60	355	25.75	14.18	297	23.98	13.05	239	21.91	11.89	181	19.98	10.76	123	18.07	9.60	65	15.98	8.47	7	14.08	7.26
586	38.78	23.62	528	35.29	20.82	470	31.66	18.20	412	28.18	15.56	354	25.72	14.16	296	23.94	13.03	238	91.88	11.87	180	19.94	10.74	122	18.04	9.58	64	15.94	8.45	6	14.06	7.23
585	38.71	23.57	527	35.23	20.78	469	31.60	18.15	411	28.12	15.52	353	25.69	14.14	295	23.90	13.01	237	21.85	11.85	179	19.90	10.72	121	18.01	9.56	63	15.90	8.43	5	14.02	7.20
584	38.65	23.52	526	35.17	20.74	468	31.54	18.10	410	28.06	15.48	352	25.66	14.12	294	23.86	12.99	236	21.82	11.83	178	19.86	10.70	120	17.98	9.54	62	15.86	8.41			
583	38.59	23.47	525	35.11	20.70	467	31.48	18.05	409	28.00	15.44	351	25.63	14.10	293	23.82	12.97	235	21.79	11.81	177	19.82	10.68	119	17.95	9.52	61	15.82	8.39			

＊『全面発達の展開』（第1巻第1号、日中現代教育学会）より

第3部

子どもの「全面発達」をめざして科学しよう

18 背筋力と柔軟性の低下が示すもの

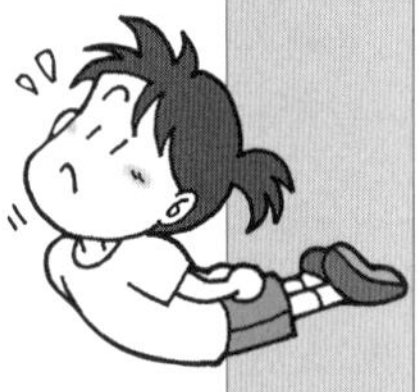

「伝説」を問い直す

「子どもの体力・運動能力は低下した」というのが、現代の通説になっています。しかし前述したように、２０００年代に入って子どもたちの体力と運動能力は、ともに、さほど低下してはいません。長年体育と「子どものからだ」を研究してきた私にとって、この「伝説」は「神話」の一つにすぎないという実感を覚えています。

さかのぼること30余年、二つの先行研究を紹介します。

一つは、１９７３年の日本体育学会の大会で、東京大学教養学部の滝沢英夫教授が発表した「青少年の運動能力の伸びについて――１９５９年と１９７２年の比較」です。東京オリンピックの開催と「スポーツテスト」が導入された「１９６４年」というエポックイヤーの前と後ですが、戦後の運動能力の調査で男女とも一貫して測定されてきた「50メートル走」と「垂直跳び」を取り上げて比較しています。

その結果が、近年（70年代）のほうがよかったことから、滝沢先生は「ここ十数年来、子どもの体格はよくなってきているが、機能はそれにともなっていないという通説に相反し、きわめて重要な結果であるといえよう」と、政府の見解に事実で反論しました。

もう一つは、翌74年に東京学芸大学教育学部の小野三嗣教授が発表した「健康・体力つくりの今日的課題」という論文です。文部省体育局監修の『健康と体力』（74年8月号）誌上で65年度と73年度の運動能力合計点を比較し、どの年齢層も、男女とも73年度の方がすぐれていることを確かめ、「なぜマスコミのみならず、いわゆる体力にかんする学者や研究者たちが青少年の体力がますます劣悪になっているといわんばかりの発言をするのであろうか」と疑問を提出しました。

根も葉もない〝ウワサ〟ではなかった

子どもの体力は低下しているのだと思っていた当時の私は、この二つの研究にとても大きな衝撃を受け、１９６４年から刊行されている『体力・運動能力調査報告書』を見直しました。するとやはり、体力や運動能力の総合得点は低下していません。しかし、男女ともに低下している体力・運動能力があったのです。政府発表は、根も葉もないわけではありませんでした。

男女ともに低下していた体力要素、それは背筋力でした。私は75年の日本教育学会の大会でこれを報告し、背筋力の低下は、大脳・前頭葉の働き方が低下していることとに関係しているのではないかと予想してみました。その後35年が経ちましたが、背筋力の低下はどうなったでしょうか？

図1は背筋力を体重で割って求めた背筋力指数（腰の力）の推移です。背筋力指数の低下は、64年の調査開始からすでにはじまっています。60年代から各地の保育・教育の現場で関係者が実感していた子どもたちの体力低下の原因は、じつは背筋力の低下だったかもしれません。体育教員がいる中・高でも男女ともに低下傾向が食い止められず、今日に及んでいます。

止まらない腰の力の低下

「背筋」は、体幹のうしろで重い頭を支える、いわばからだを重力圏内で直立させる基礎となる大切な部分です。どんなスポーツ選手でも、また国技の相撲などでも、背筋や腰の力を鍛えるのは朝飯前の課題なのに、どうして学校体育ではこの低下が食い止められないのか？　ここに、体育行政の責任、体育教師の弱点や体質が集中して表れてきているように思います。

しかも1998年の「新体力テスト」では、腰が痛くなるなどの理由で、背筋力測定が採用されませんでした。日本体育学会でこれが議論されたとき、私は腰の力の低下が食い止められたことを確認するまで、任意種目として背筋力を項目に入れてほしいと訴えましたが無視されました。そして、背筋力計はいまや学校から姿を消しています。これは日本の国民にとって、大きな悲劇です。

しかし、腰の力は体重計にひもをくくりつけ、それを引っ張ることでで簡易測定することができます。この測定方法は、私の恩師である東京大学の猪飼道夫先生が考案されました。

図2の左図のように、ひじとひざを伸ばしてからだを前に30度倒した姿勢でひもがピンと張る長

図1 「スポーツテスト」における11・14・17歳の背筋力指数

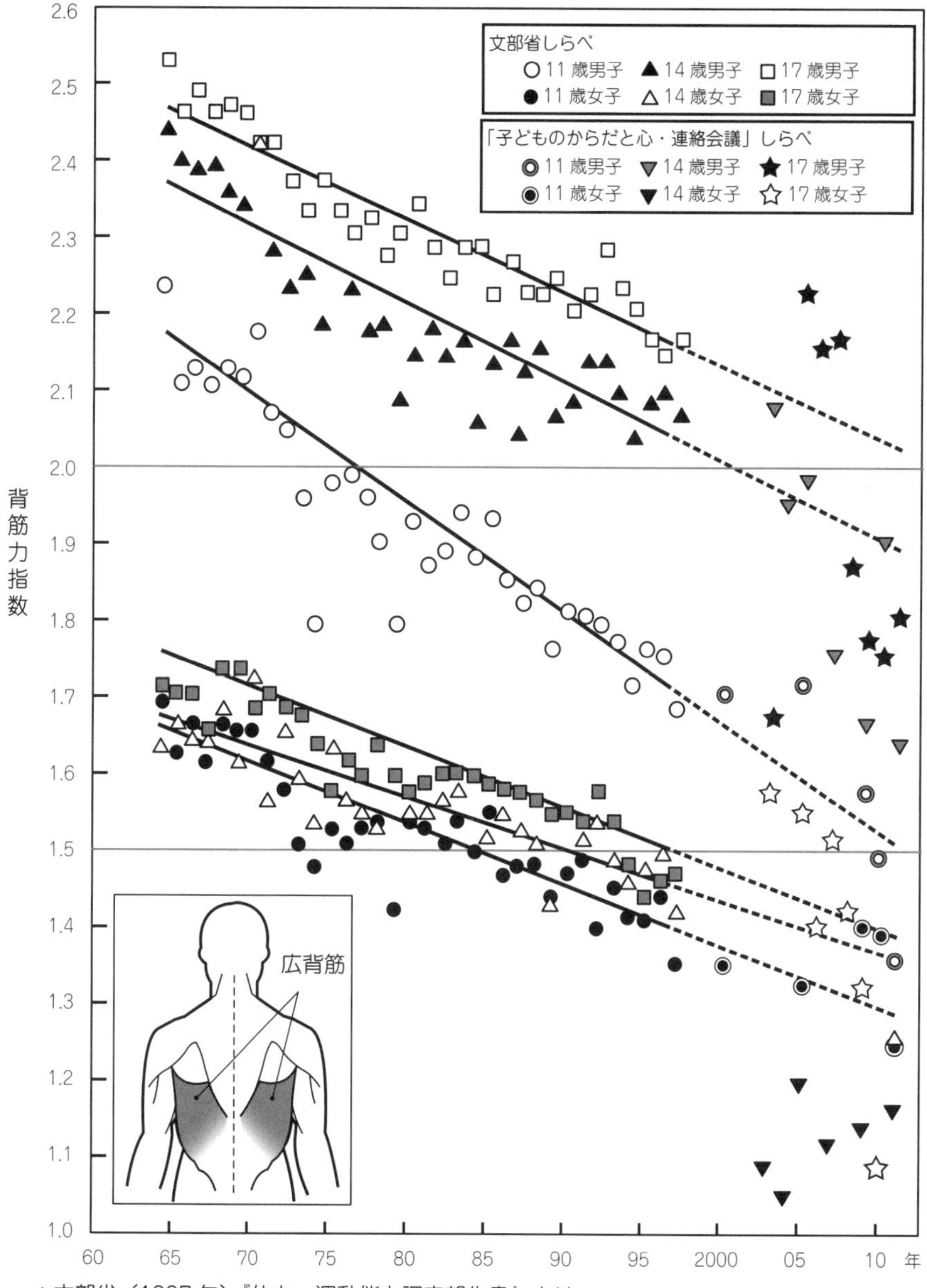

＊文部省（1997年）『体力・運動能力調査報告書』より

図2　腰の力の測定方法

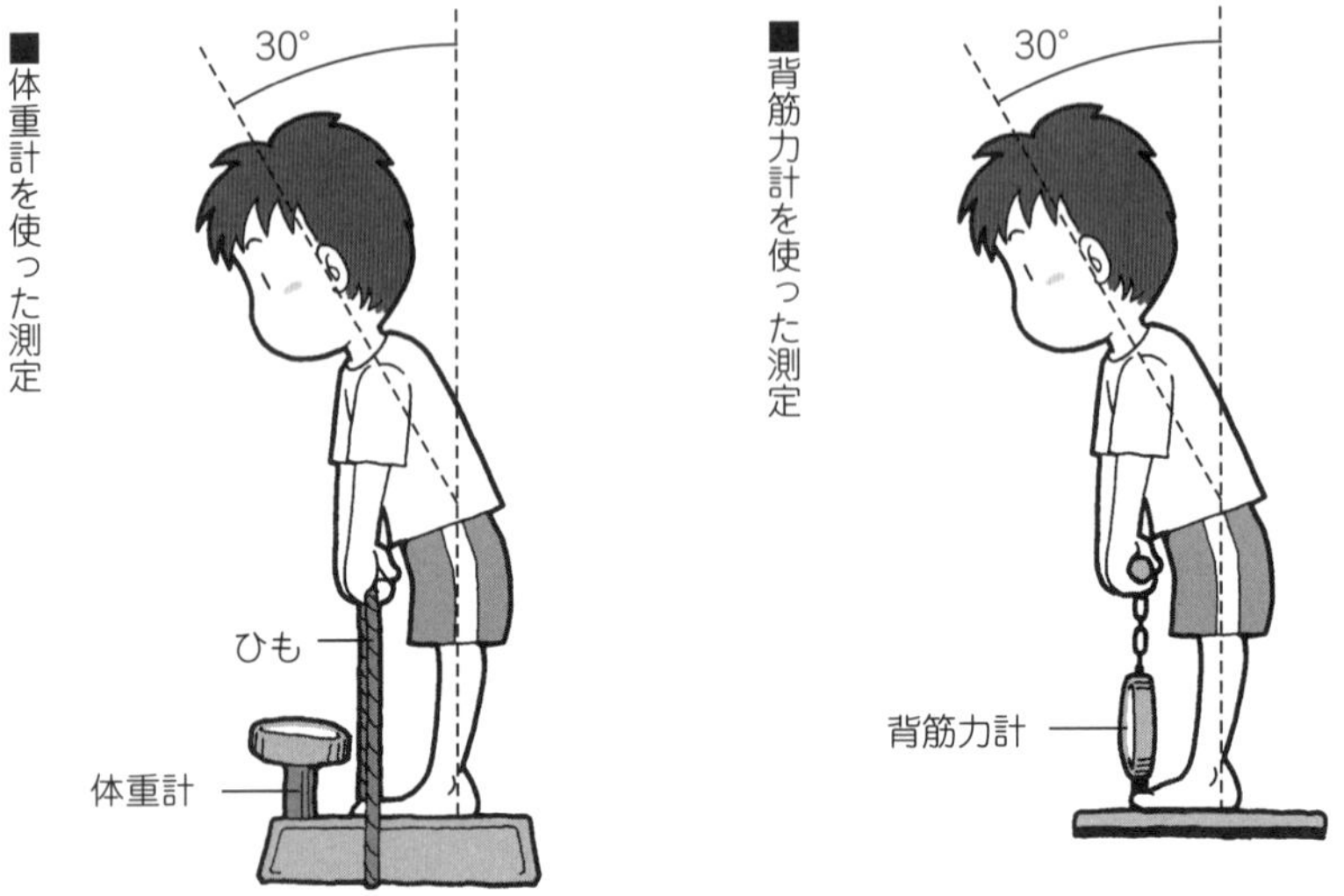

さに調整します。このひもを力いっぱい引っ張り体重計の目盛りから、自分の体重を引けば腰の力を算出できます。学校やご家庭などでも試してみてください。

いま若い人も年をとった人も、腰に悩みを抱えている人は多いでしょう。いまのままでは、中学3年男子の半数以上が、親の介護で腰痛になってしまうでしょう。また、育児をして腰痛になる高校3年の女子も半数以上います。それほど、腰の力が弱ってしまっているのに、なんの対策もとらないなんて、政府、教育界はいったいどうしたことでしょう。

からだが硬くなっている

体力テストの結果を見てもう一つ、その低下が続いている項目を発見しました。それは柔軟性です。

柔軟性を測定するには、「立位体前屈」という方法で、上体を前に曲げて、指先がどこまで下に届くかを測定してきました。現在は、座って測定する「長座体前屈」という方法に変わりました。念のためにお断りしておくと、私は、体力診断テストに柔軟性を入れることに賛成しない立場をとってきました。柔軟性は体質であって、体力ではないという考え方をとっているからです。しかし「日本人はからだが柔らかい」という理由から、体力診断テストには柔軟性の項目に「前屈」と「後屈」の二つが入っていました。

この柔軟性の調査結果から意外なことがわかってきました。調査の開始はやはり1964年ですが、4年後の68年に文部省は学習指導要領の総則3に体育に関する項目を追加し、体力向上をめざす体制をとっていました。そこでは、健康で安全な生活を営むのに必要な習慣や態度を養い、心身の調和的発達を図るための体育指導は「教科をこえて、学校教育全体で取り組む」こととし、また「特に、体力の向上については、体育科の時間はもちろん、特別活動においても、充分指導するよう配慮しなければならない」と言及をしています。

しかし、調査をはじめてから5年間は横ばいだった柔軟性の結果は、この学習指導要領が発表後の70年から低下し、その項目がなくなる1998年まで、小学6年も、中学3年も、高校3年でも、男女ともに低下していくのを食い止められなかったのです。

日本の伝統的ストレッチ運動「ラジオ体操」

柔軟性の低下「元年」ともいえる70年、いったい日本の学校体育に何があったのでしょうか。

図3　徒手体操のストレッチ運動

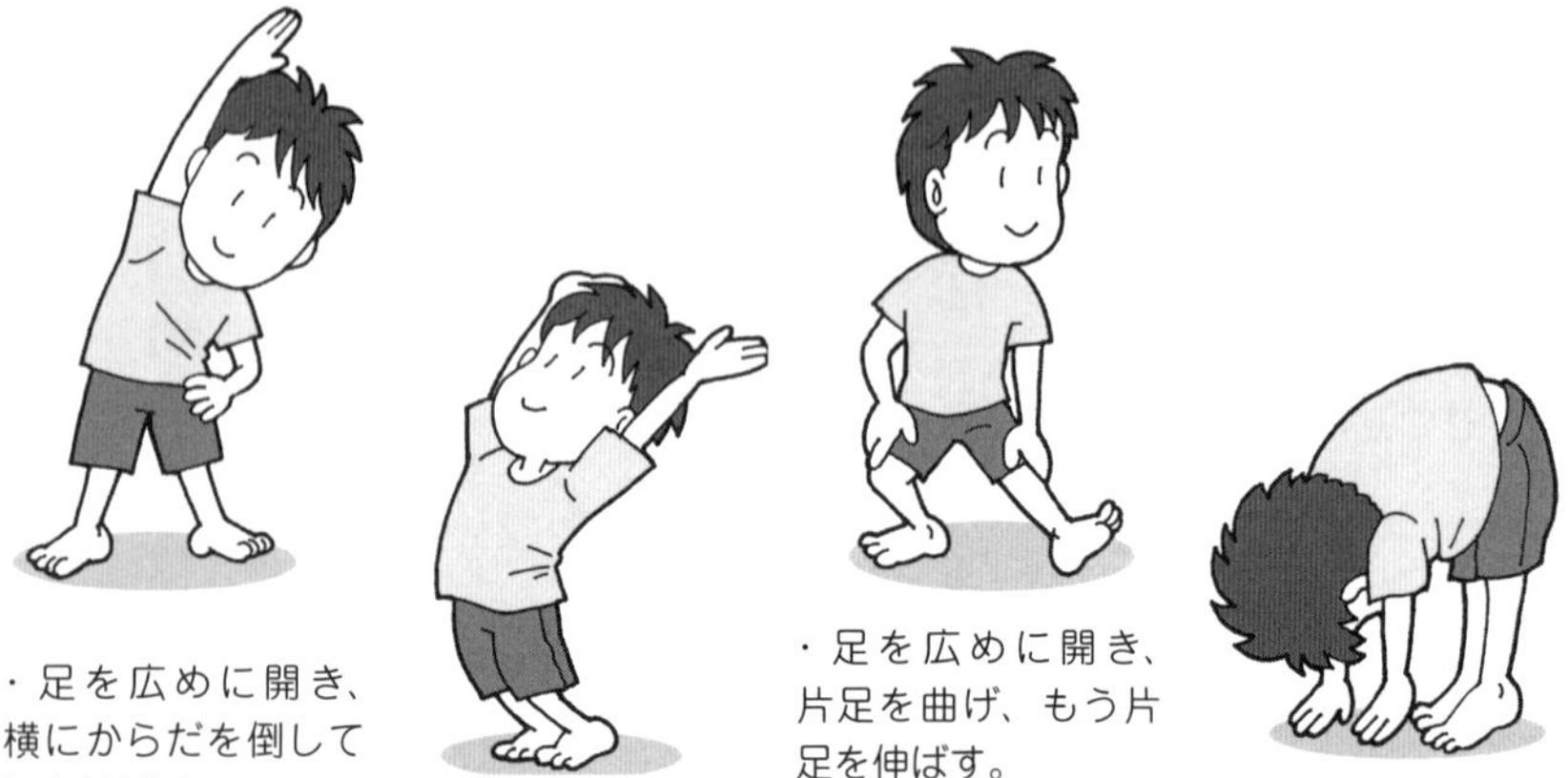
・足を広めに開き、横にからだを倒して脇を伸ばす。
・足を肩幅に開き、うしろに反り返る。
・足を広めに開き、片足を曲げ、もう片足を伸ばす。
・足をこぶし幅に開き前屈する。

実はこの年は、ストレッチ系の運動である「ラジオ体操」のような「徒手《としゅ》体操」が、学校体育の教材から削除された年でもあります。

「ラジオ体操」は1928（昭和3）年11月に昭和天皇即位の記念として、はじめてラジオからそのピアノ伴奏が流れて以来、運動の種類や音楽の改訂を重ねながら80年以上ものときを越えて受け継がれてきています。現在の「ラジオ体操」の放送がはじまったのは、51年のことですが、いまや日本の体育文化の一つとなっています。

体育学の見地からみると、「ラジオ体操」は器具などを使わずに行なえる「徒手体操」の一種と考えられますが、70年代に「徒手体操」では体力を高められないという理由で、学校体育の教材から削除されてしまいました。その考え方の延長で、体力を高めるためには、何もきちっと動作しなくてもよいという見解が学習指導要領を作る側で生まれ、それが

「とにかくからだを動かしていれば良い」という考え方になり、学校体育のなかでの「からだづくり運動」として一般化してきました。

日常のストレッチ運動がからだをつくる

子どもの体育を考えていくうえでは、さまざまな見解があっても良いと思いますし、その場その場に応じた体力つくり、運動能力の向上の方法が考案されることに反対しているのではありません。私は、先ほど書いたように柔軟性は体質であり、体力ではないという立場です。

しかし、体力一辺倒の考え方から「徒手体操」が学校体育から削除されて、その結果として子どもの柔軟性が低下した事実は、逆に日本の伝統的な体育文化である「徒手体操」や「ラジオ体操」が人びとの柔軟性を一定水準に保つ役割を果たしていたことが明らかになったことは、不幸中の幸いでした。

からだの柔軟性が、心もしなやかにすることは、確かです。現在の新学習指導要領の総則にも、体育・健康に関する指導についての言及がされ、そこでは「日常生活において適切な体育・健康に関する活動の実践を促し、生涯を通じて健康・安全で活力ある生活を送るための基礎が培われるよう配慮しなければならない」と締めくくられています。「子どものからだ」の全面的な発達をめざすには、体力のみを追求するのではなく、柔軟性も含めて、心身をしなやかにし、そして充分な力が発揮できるように知恵をあわせていく必要があるでしょう。

19 全面発達の条件はどこにあるか

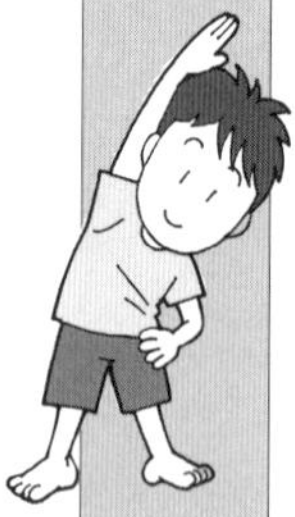

多面発達から全面発達へ

私たちが教育学を学んだ１９５０年代は「日本は資本主義国なので、子どものからだの全面発達は到底めざすことができない。そんなことを空想的に考えないで現実的に多面発達をめざすことを考えるように」といわれていました。

しかしそれから60年余りを経たいま、部分的なものであっても懸命な取り組みによる成果の教訓が蓄積されてきています。また、からだに関する一つ一つの研究のていねいな積み重ねによって、「からだを全面的に発達させる」という大志を抱くことが無謀ではない段階にきています。

限りなき発達のためには、実現できそうな、ちょっと先の目標を設定し、次に挑戦するという気持ちを持つことが第一条件です。

２００９年10月、ＮＨＫ教育テレビ「福祉ネットワーク」で重度障害児が「ボッチャ」という競技のユース大会（出場資格14～19歳）でがんばっている様子を見ました。

「ボッチャ」は、2チームに分かれて対戦するゲームで、6メートル×12・5メートルのコートの中央に置かれた白いボールに、ボールを交互に投げたり、転がしたりして、カーリングのように近づけたほうが勝ちというスポーツです。ボールを投げられない選手は、ベニヤ板で作った勾配具とよばれる傾斜をつかってボールをころがします。個人戦もあり、年齢を超え、高齢者や障害者がみんな一緒にできる種目として、パラリンピックの種目としても定着してきました。

テレビ画面には、試合で負け、がっかりしてあきらめるのを思い直して、次の試合では負けないようにと果敢に挑戦をはじめる子どもたちの姿が映し出されました。その目標に挑戦する姿勢に、感動しました。

運動能力の全面発達のために

からだの全面的な発達をめざす条件について、いろいろと文献を調べていたときに、ある論文に出会いました。山形県・西置賜《にしおきたま》学校体育指導者連盟の機関誌『体文』70号で、宮城教育大名誉教授の中森《なかもり》孜郎《しろう》さんが特別寄稿された『教師が成長するとき』というものです。

この論文によると、学生の自主ゼミに「全面発達教育論」というのがあったそうです。全面発達ということを、それぞれが実践し、実際、このゼミに参加した学生の何人かがからだも心も全面発達に向かって発達していったことが報告されていました。そして、全面発達の必要条件として、「自分の体育実践を記録し、そこでの問題を徹底的に考える」ことが挙げられていました。

スポーツや運動の場合には、身体運動は一瞬のうちに経過し、終了します。しかし、そこで行なわれる身体運動の仕方や特定部分を意識して記録にし、身体運動のあとにそれをふりかえってみることで、次の動作の改善点を洗い出し、その記録をもとに、また新たな挑戦をするということを繰り返すことで、運動動作が確実に上達することが明らかになっています。

「記す」ことで限りなき全面発達をめざす

日本では戦前から、この方向で取り組まれた生活綴方《つづりかた》的教育方法が地道に広がっていましたが、運動の習熟という課題にもこの法則を積極的に適用しているのです。そして、これを適用した指導者自身がこの方法で見事に発達したことを、体育教育をさまざまな場面で実践をされている中森孜郎さんが紹介していました。

日本の体育・スポーツ界では、この方法はあまりひろがっていません。私は1979年に2カ月ほどヨーロッパ各国を訪問しましたが、東ヨーロッパ圏の体操の練習で、試技をする前にノートに何かを書き込み、試技が終わってからまた、何かの記録をメモしている様子を見て感動しました。

余談ですが、私は80歳になってからアーチェリーの初心者講習会を受けて練習をはじめました。アーチェリーは、一番弱っていく背中から腰の筋肉を使い、一射ごとに成果の成功と失敗に興奮できるスポーツです。1週間に1～2回の練習ごとに、その日の記録と良かった点、反省点をノートにつけることにしています。この実践からも、運動能力の全面発達において記録し、その結果について考え、次の練習に反省点を生かしていくことが重要だと主張します。

とにかく何でも構わないので、子どもたちに運動をさせましょう。運動によって「からだの発達」ははじまります。

からだを動かしたならば、その〝結果〟やそこで〝感じたこと〟や〝考えたこと〟を自分でノートに書く習慣をつけさせましょう。ときどき、そのノートを眺めて、思いついたことをまた書いておくと、何かに気づきます。そのとき思いついた何かを次に練習するときに意識してやってみて、またその結果とそこで考えたことをノートに書いていれば、「書くことが、運動を発達させる！」ということが、次第にわかってくるでしょう。

書くことは運動を発達させるばかりではなく、運動への気持ちを高め、運動がうまくできるようになるために、何が必要なのかを絶えず考えるようにしてくれます。そして、運動がもっとうまくできるようになろうという〝欲〟がでてきます。この〝欲〟が、「運動能力の発達させるだけにとどまらず、その発達を運動の〝全面〟に向かわせることになるでしょう。

本書は、『しんぶん赤旗』２００９年1月28日～12月10日に週刊連載されたものを再構成、加筆、修正してまとめました。

本文中の図表の多くは、『子どものからだと心 白書 ２０１１』（子どものからだと心・連絡会議［編］、ブックハウスＨＤ）に掲載されています。

あとがきにかえて

２００９年12月には、中国・北京市で世界初の「脳科学と体育運動」をテーマにしたシンポジウムが開催されました。そこでは、アメリカの先生たちが、中国、ロシア、アメリカの各大学で学生の運動能力について調査が行なわれていることを紹介してくれました。そして「この調査を正確に行なえば、世界の子ども・青年のからだのどこに問題があるかがわかるだろうから、日本の大学もこの共同調査に加わらないか」という提案を受けました。

この共同調査の項目は、日本でやっている「新体力テスト」のような項目で、人数は問わないそうです。参加意志のある大学があれば、ぜひ国際的な共同研究に協力してみてください。

こうした世界的な議論に、１９７８年から続けられている「子どものからだのおかしさ」についての実感調査や、さらに学校や保育現場での観察が加わると、子どものからだの変化の様子はより正確になるでしょう。みんなの知恵が集まって、わいわいガヤガヤと議論することが必要です。

本文の最後に、発達への欲は、全面発達に向かうと書きました。これは、わたしの経験に基づく実感です。私の〝発達への欲〟は、いまや「長寿への欲」に発展しています。

私は仕事がら図書館でいろいろな政府統計を調べます。その折に内閣統計局編集の『日本帝国人口静態統計』（1908年）が目にとまりました。そのなかで、1785年生まれの123歳以上124歳の枠に「長崎県・男子1名」という項目を見つけ、とても感動しました。そして、私は2012年2月で82歳になりましたが、長生き目標をとりあえず、この記録を破る「125歳」と定めました！

2年ほど前に正式にはじめたアーチェリーでは、昨年、仲間たちに勧められてはじめて試合に出てみました。結果は最下位でしたが、この1年間の結果を分析した内容について、「第33回子どものからだと心・全国研究会議」の一般報告で発表しました。

わたしの発表は、11年8月24日に施行された「スポーツ基本法」の条文にある、「国民にはスポーツをする権利がある」という文言に感動し、「スポーツをする権利」を「アーチェリーをする権利」として具体化させてみようというものでした。

そして、私の短い経験と分析をもとに、世界ではじめて、アーチェリーの「級」の水準を作成してみました。まだ入門して1年だったものですから、「段」はおこがましいので、「級」の提案にとどまっています。しかし、入門3年目の経験でそろそろ「初段」についての提案をしてみたいと、検討しています。乞うご期待ください。そして、みなさんも元気に活動してください。

2012年5月17日　子どもを守る会60周年を祝して

正木　健雄

○著者紹介

正木健雄（まさき・たけお）

日本体育大学名誉教授
日本子どもを守る会会長
「子どものからだと心・連絡会議」顧問
日中現代教育学会会長

1930 年和歌山県新宮市生まれ。

小学生のころからさまざまなスポーツに親しむ。

「新制大学」１期生として、東京大学教育学部体育学科に進学。

卒業後は、同大学博士課程（体育学）満期退学、東京大学教育学部助手、日本体育大学に勤務。東京理科大学、日本体育大学で教授を歴任。

日本体育大学大学院では、博士課程「スポーツ教育学」担当認定教授の第１号。

■最近の著書
『脳とからだを育てる運動（全４巻）』（編集）童心社、

『脳をきたえる「じゃれつき遊び」』（共著）小学館、

『からだづくり・心づくり――子どもを守る「希望の体育学」』農山漁村文化協会

正木健雄先生の
子どものからだと心を科学する

2012 年 5 月 17 日　第 1 刷発行

著　　者　正木健雄
発 行 者　上野良治
発 行 所　合同出版株式会社
東京都千代田区神田神保町 1-28
郵便番号　101-0051
電話　03（3294）3506
FAX　03（3294）3509
振替　00180-9-65422
ホームページ　http://www.godo-shuppan.co.jp/
印刷・製本　新灯印刷株式会社

■刊行図書リストを無料送呈いたします。
■落丁乱丁の際はお取り換えいたします。

ISBN978-4-7726-1016-2　NDC498　210×148